Barbara Irle; Irene Müller

Raum zum Spielen – Raum zum Verstehen

Materialien zur Musiktherapie

herausgegeben von

Rosemarie Tüpker

Institut für Musiktherapie und Morphologie (IMM)
und Institut für Musikpädagogik
der Universität Münster

Band 2

LIT

Barbara Irle; Irene Müller

Raum zum Spielen
Raum zum Verstehen

Musiktherapie mit Kindern

LIT

∞ Gedruckt auf alterungsbeständigem Werkdruckpapier entsprechend
ANSI Z3948 DIN ISO 9706

Die Deutsche Bibliothek – CIP-Einheitsaufnahme

Barbara Irle; Irene Müller,
Raum zum Spielen – Raum zum Verstehen : Musiktherapie mit Kindern /
Barbara Irle; Irene Müller . – Münster : Lit, 1996
  (Materialien zur Musiktherapie ; 2 .)
  ISBN 3-8258-2788-7

NE: GT

© **LIT** VERLAG
  Dieckstr. 73 48145 Münster Tel. 0251–23 50 91 Fax 0251–23 19 72

Inhalt

Vorwort 5

Danksagung 8

Barbara Irle

Der Spielraum Musiktherapie als Ergänzung des pädagogischen Auftrages in einem Internat

1. Einleitung 10
2. Der Spielraum Musiktherapie 13
   2.1. Raum und Zeit 13
   2.2. Die Musik 16
      2.2.1. Die musiktherapeutische Improvisation 17
      2.2.2. Spielregeln 18
   2.3. Theorie und Technik psychoanalytisch orientierter Musiktherapie 19
      2.3.1. Der psychoanalytische Ansatz 19
      2.3.2. Musiktherapie mit Kindern 20
      2.3.3. Die musiktherapeutische Praxis im vorliegenden Fall 22
3. Die Wirkungseinheit Internat 24
   3.1. Das Internat und sein pädagogischer Auftrag 25
   3.2. Die Wirkungsweise des Internates 27

4. Zur Morphologie der Musiktherapie als Methode der Fallstudie ... 31
4.1. Seelische Gestaltbildung ... 31
4.2. Das Verfahren der Beschreibung und Rekonstruktion ... 34

5. Fallstudie: Wie Martin durch Musiktherapie seinen Spielraum entdeckt und zu nützen lernt ... 36
5.1. Der Spielraum wird erkundet (1. - 3. Stunde) ... 36
Beschreibung und Rekonstruktion:
   5.1.1. Ganzheit ... 36
   5.1.2. Binnenregulierung ... 40
   5.1.3. Transformation ... 45
   5.1.4. Rekonstruktion ... 52

5.2. Leiden-Können ... 55

5.3. Der Spielraum wird geprüft (4. - 17. Stunde) ... 57
   5.3.1. Methodisch-Werden ... 58
   5.3.2. Anders-Werden ... 71
   5.3.3. Bewerkstelligen ... 76

5.4. Das Ringen um die Grenzen (18. - 26. Stunde) ... 77

5.5. Der Spielraum wird genutzt (27. - 40. Stunde) ... 83

6. Schlußgedanken und Nachklänge ... 94

Anhang: Notenbild der beschriebenen Musik ... 99

Literaturverzeichnis ... 100

Irene Müller

Ein Junge spricht nicht - Auf der Suche nach Verstehen in der Kindermusiktherapie

1. Einleitung 104

2. Verstehenswege 107
   2.1. Das psychoanalytische Bezugssystem 107
      2.1.1. Zur Übertragung und Gegenübertragung 107
      2.1.2. Zum Handlungsdialog 110
      2.1.3. Zum szenischen Verstehen 112
   2.2. Das entwicklungspsychologische Bezugssystem 115
      2.2.1. Das Bild von der guten und der bösen Brust 115
      2.2.2. Zur Objektzerstörung, Objektverwendung und der Entwicklung des intermediären Raumes 117
      2.2.3. Zu den Besonderheiten der psychischen Entwicklung behinderter Kinder 120
   2.3. Das morphologische Bezugssystem 121
      2.3.1. Grundgedanken der morphologischen Psychologie 121
      2.3.2. Zum gemeinsamen Werk der Behandlung 123
      2.3.3. Zur Systematik der vier Behandlungsschritte 124

3. Fallstudie 128
   3.1. Rahmenbedingungen 128
      3.1.1. Das Vorgespräch mit der Mutter 129
      3.1.2. Zum Setting an der Musikschule 130
   3.2. Die Suche nach dem Behandlungsauftrag (1. - 6. Stunde) 131
      3.2.1. Beschreibung der ersten Stunde 131
      3.2.2. Der rasende Forscher 134
      3.2.3. Leiden-Können 136

    3.2.4. Rekonstruktion anhand der Gestaltfaktoren .. 139
    3.2.5. Der Behandlungsauftrag - erste Version 140

3.3. Der Spielraum öffnet sich (7. - 17. Stunde) 142
    3.3.1. Methodisch-Werden 142
    3.3.2. Die Entwicklung der Spiele 143
        3.3.2.1. Die Höhle - Verschmelzung und Rückzug 149
        3.3.2.2. Der Oberbefehlshaber - Macht und Ohnmacht 151
    3.3.3. Die Auseinandersetzung mit dem "Dritten"
        in der Behandlung 155
    3.3.4. Der Zugang zur Musik 156
    3.3.5. Der Behandlungsauftrag - zweite Version 158

3.4. Die Beziehung wird geprüft (18. - 35. Stunde) 159
    3.4.1. Anders-Werden 160
    3.4.2. Die Spiele - Kleinteile gehören auch zum Ganzen 161
    3.4.3. Der gefährdete Spielraum 165
    3.4.4. Der Test der Welt bis an die Grenzen des
        Erträglichen 166
    3.4.5. Der Behandlungsauftrag - dritte Version 168
    3.4.6. Erneutes Anders-Werden 171

3.5. Bauen an der inneren Welt (36. - 52. Stunde) 174
    3.5.1. Bewerkstelligen 174
    3.5.2. Die Musik - miteinander Anwesendsein 176
    3.5.3. Die Spiele - größere Einheiten werden möglich 178

4. Schluß 183

Anmerkungen 186

Literaturverzeichnis 187

Vorwort der Herausgeberin

Als in der Frühzeit der Psychoanalyse Anna Freud, Melanie Klein und andere begannen, das neue Behandlungsverfahren auf die Arbeit mit Kindern zu übertragen, waren sie mit einer Vielzahl von behandlungstechnischen Problemen konfrontiert, deren Beschreibungen man oft die Verblüffung darüber anmerkt, wie *anders* sich die Kinder in der analytischen Behandlung verhielten als Erwachsene. Obwohl in der Praxis relativ schnell ein angemessenes Setting gefunden wurde, das im wesentlichen darin bestand, das Gespräch in der Arbeit mit Erwachsenen durch das Spiel des Kindes oder mit dem Kind zu ersetzen, blieb die Psychotherapie mit Kindern ein Arbeitsfeld, welches die TherapeutInnen praktisch wie theoretisch immer wieder vor besondere Aufgaben stellt. Kinder scheinen alle Grundregeln und Voraussetzungen, die im Zuge der neuen Behandlungsform aufgestellt und theoretisch begründet wurden, immer wieder auf den Kopf zu stellen: Sie zeigen keine Krankheitseinsicht, setzen sich dem Therapeuten auf den Schoß oder greifen ihn körperlich an, sie verwickeln ihn in Spiele, deren Sinn oft lange Zeit dunkel bleibt und die den Therapeuten an seiner Rolle und an seinem Vorgehen zweifeln lassen. Sie ´agieren´ außerhalb der Therapie, und mit ihnen geschehen Dinge, die den Therapeuten notwendigerweise auch in ihr Alltagsleben verwickeln und die mit den üblichen Regeln der Nichteinmischung nicht zu bewerkstelligen sind.

Während Laien bei dem Wort Musiktherapie oft als erstes an die Arbeit mit Kindern denken und die Musik - da ja auch sie *gespielt* wird - dieser Arbeit entgegenzukommen scheint, gelingt es den Kindern auch hier, die in der Arbeit mit Erwachsenen entwickelten Regeln und Vorstellungen einer psychotherapeutischen Musiktherapie immer wieder umzuwerfen: Wir bieten ihnen die Instrumente zum freien Spiel an, und sie nehmen sie auseinander, bauen etwas anderes daraus oder wollen unsere Musik nicht hören. Wir entwerfen Konzepte der Improvisation als eine Konfrontation mit dem ´Unvorhersehbaren´ und werden ständig selbst mit Unvorhergesehenem konfrontiert. Wir wollen ihnen einen (musikalischen) Spielraum anbieten, und sie bringen ihre Computerspiele mit, wollen mit uns fernsehen und bringen unser Selbstverständnis als MusiktherapeutInnen ins Wanken.

Wie groß muß der Spielraum sein, damit das uns anvertraute Kind seinen Weg finden kann? Ist das dann noch 'Musiktherapie'? Wo müssen wir eingreifen und unsere abstinente therapeutische Zurückhaltung modifizieren, innerhalb der Therapie und in bezug auf die Lebensumstände des Kindes? Wie können wir das psychologisch verstehen, was ein Kind mit uns und der Situation alles anstellt? Wie können wir Kinder verstehen, die nicht mit uns sprechen oder deren Hauptbestreben es zu sein scheint, uns und die Behandlung loszuwerden? Wann müssen, wann dürfen wir einen Weg versperren, den ein Kind einzuschlagen beginnt? Welche Aufgabe hat die Musik bei all dem, was kann sie, was können wir mit ihr für das Kind tun? Was ist unsere Rolle in diesem 'Spiel', dessen Ernst und Folgen das Kind oft selbst nicht einschätzen kann? Das sind einige der typischen Fragen, vor die MusiktherapeutInnen, die sich in das schwierige Feld der psychotherapeutischen Arbeit mit Kindern wagen, immer wieder gestellt werden.

Die beiden hier vorgelegten Arbeiten stellen sich diesen Fragen und zeichnen den Weg der Entwicklung zweier Kinder und den Weg des eigenen Verstehens und Lernens Schritt für Schritt nach. Beide Arbeiten sind zunächst als Diplomarbeiten im Zusatzstudiengang Musiktherapie an der Universität Münster entstanden. Sie nutzen theoretische Konzepte und Untersuchungsverfahren der Psychoanalyse und der morphologischen Psychologie, um eine innere Ordnung in das Geschehen zu bringen und Verstehen herzustellen. Sie zeigen auf, wie dieses Verstehen den Kindern hilft und den Therapeutinnen eine Strukturierung der Arbeit ermöglicht, ohne die Kinder durch eine zu enge Vorstellung von dem, was Musiktherapie sein darf, zu behindern. Die Arbeiten knüpfen an die im ersten Band dieser Reihe begonnene "Konzeptentwicklung musiktherapeutischer Praxis und Forschung" an, da sie den Prozeß der Suche nach Lösungen im Austausch von Theorie und Praxis betonen und über die sorgfältig und gut nachvollziehbar dargestellten Einzelfälle hinaus aufzeigen, wie es möglich ist, einen ausreichend weiten Spielraum zu eröffnen und sich dennoch nicht in der Vielfalt des Geschehens zu verlieren.

Da Kindertherapie immer auf die Zusammenarbeit mit Eltern, ErzieherInnen und oft auch Institutionen angewiesen ist, stellt es ein besonderes Verdienst der beiden Arbeiten dar, daß sie neben der methodenspezifischen Weiterentwicklung durch ihre Praxisnähe auch denjenigen einen intensiven Einblick in die musiktherapeutische Arbeit vermitteln können, von deren Verständnis und der darauf aufbauenden Zusammenarbeit und Unterstützung - gerade auch in schwierigen Phasen der Therapie - der Erfolg der Arbeit wesentlich abhängt.

Rosemarie Tüpker, Mai 1996

Danksagung

Wir bedanken uns bei Dr. Rosemarie Tüpker für ihre immer wieder ermutigende Begleitung unserer Fallstudien. Ebenso danken wir den jeweiligen SeminarteilnehmerInnen für ihr Engagement bei den Supervisionen und Musikbeschreibungen.

Für seine konstruktive Kritik und die computertechnische Unterstützung danken wir besonders Markus Münsterteicher.

Außerdem bedanken wir uns für unermüdliches Korrekturlesen bei Norbert Boguszynski, Annette Bossmann, Iris Brandewiede, Ingrid Demming, ‚Gabriela Giebel und Susanne Wienstroth.

Unseren Partnern und Angehörigen danken wir, daß sie uns so geduldig ertragen haben während der Zeit des Schreibens.

Barbara Irle und Irene Müller

Barbara Irle

Der Spielraum Musiktherapie als Ergänzung des pädagogischen Auftrages in einem Internat

1. Einleitung

Das Wort ERGÄNZUNG im Titel dieser Arbeit deutet darauf hin, daß es um ein Defizit und um ein 'Ganz-werden' geht. Seit ca. 30 Jahren habe ich fast ununterbrochen in Familie, Schule und Freizeit als Pädagogin mit Kindern gelebt und gearbeitet. In dieser Zeit habe ich immer mehr gelernt, Kinder zu verstehen und zu begleiten. Dadurch hat sich der Schwerpunkt meiner Arbeit allmählich vom Pädagogischen zum Therapeutischen verlagert, vom 'Führen' zum 'Begleiten'.

Zwangsläufig entstand so auch der Wunsch nach einer therapeutischen Ausrüstung, um damit wirklich 'Begleiterin' sein zu können.

Was ich in den vergangenen Jahren mit Schule erlebt habe, sei es als Lehrerin oder auch als Mutter von mehreren Kindern, war in zunehmendem Maße Hilflosigkeit und Überforderung der PädagogInnen durch verhaltensauffällige Kinder bis hin zur Resignation. Immer schon suchte ich nach Wegen aus dieser Not sowohl für die betreffenden Kinder als auch für die betroffenen Lehrer und Eltern. Ich fand schließlich in der Musiktherapie die Ergänzung, die Raum und Weg sein kann zum 'Ganz-werden', wo pädagogische Bemühungen allein nichts mehr bewirken können. So ist es nur natürlich, daß ich auch meine ersten Schritte als Musiktherapeutin im Bereich Schule machen wollte, zum einen um Anstöße zu geben, zum andern um meine eigene therapeutische Richtung zu finden.

Die Diskussion um die Abgrenzung zwischen Musiktherapie und Musikpädagogik ist heute nicht mehr so aktuell wie in den Anfängen musiktherapeutischer Theoriebildung. Als Musiktherapeutin mit pädagogischer Ausbildung und Erfahrung muß ich meine therapeutische Haltung jedoch daraufhin immer wieder überprüfen und regulieren. Die vorliegende Fallstudie ist deshalb auch zu verstehen als mein Weg von der Pädagogik zur Therapie oder auch als ein möglicher Weg dazwischen.

Für mein erstes musiktherapeutisches Wirken suchte ich also eine Schule, die mir den Raum, die Instrumente und ihr Interesse zur Verfügung stellen würde, um meine ersten Erfahrungen als Musiktherapeutin sammeln zu können.

Einleitung 11

Im Schulleiter einer Privatschule mit Internat fand ich ein aufgeschlossenes und interessiertes Gegenüber dafür. So konnte ich hier für einen begrenzten Zeitraum von den Oster- bis zu den Sommerferien für einzelne Kinder des Internates 'Musik-Spielstunden' mit therapeutischem Ansatz anbieten. Die für die jüngsten männlichen Internatskinder zuständige Erzieherin Frau A. sollte entsprechende Kinder vorschlagen und mir in allem zur Seite stehen.

Ich traf auf eine sehr engagierte und kooperationsbereite Pädagogin, die mir 3 Jungen ihrer Internatsgruppe vorschlug. Sie ist die Bezugsperson dieser Kinder während der Woche und für ihr Wohlergehen außerhalb der Schulzeit zuständig.

Über die Aussicht einer therapeutischen Unterstützung bei der Betreuung der Kinder, besonders von Martin (Name geändert), zeigte sie große Erleichterung. Sie bemühte sich sehr um ihn und sah seine Not, fühlte sich aber durch sein Verhalten oft überfordert.

Die eigentliche Initiative für diese Behandlung ging also zunächst von mir als Therapeutin aus. Damit wurde aber ein Bedürfnis des Schulkollegiums und der Erzieherin Frau A. beantwortet, welche mir quasi anstelle der Eltern einen Behandlungsauftrag erteilten, den man mit dem Begriff *Anpassung* zusammenfassen könnte.

Frau A. sah für Martin in der Therapie eine letzte Chance und war sicher, daß weder der Vater noch er sie von sich aus ergreifen würden. Deshalb stellte sie diese Maßnahme zunächst als notwendige und verbindliche Fördermaßnahme dar.

Wir nannten sie 'Musik-Spielstunden', um evt. Ängsten oder Vorurteilen der Kinder vorzubeugen, was sich allerdings als überflüssig erwies, wie sich noch zeigen wird.

Da ich die Musik-Spielstunden als Projekt oder Praktikum nur für eine begrenzte Zeit und ohne Bezahlung durchführen wollte und weder die Kinder noch die Einrichtung kannte und einschätzen konnte, schloß ich mich der Einschätzung und Entscheidung der Erzieherin zunächst an, die Kinder nicht mitentscheiden zu lassen.

So ließ ich mich in aller Offenheit und Unsicherheit auf eine sehr vage 'Beauftragung' ein, voll und ganz gestützt durch Frau A.. Bei ihr schienen alle Fäden zusammenzulaufen an Forderungen, Erwartungen und Aufträgen aller Beteiligten und auch von allen Seiten eingeklagt zu werden. Sie schien durch diese Ansprüche unter einem starken Druck zu stehen, alles zum Besten der Kinder zu koordinieren und zu organisieren. Mir fiel schon bald auf, daß dies oft gar nicht anders zu leisten war als mit einer gewissen Rigidität und dem 'Wenn-Dann-Prinzip'. Nur so konnten dann auch die Musiktherapiestunden eingerichtet und letztlich durchgehalten werden.

Aufgrund meiner Unerfahrenheit und Unsicherheit als Therapeutin und meiner 'Erfahrung' als Pädagogin war ich unmerklich in die Strukturen der Einrichtung hineingeraten, indem ich auf die Möglichkeit der Mitentscheidung der Kinder verzichtete. Dennoch soll das 'Thema 'Freiwilligkeit in der Kindertherapie' hier nicht diskutiert werden. Vielmehr will diese Arbeit einen Weg dahin zeigen, wie 'Spielraum' entstehen und erobert werden kann, wo zunächst kaum Spielraum vorhanden zu sein scheint.

Diese Fallstudie will auch dazu beitragen, daß pädagogische Einrichtungen wie Schulen und Internate die Chancen und Möglichkeiten 'not-wendiger' Ergänzung ihrer Arbeit, z.B. durch Musiktherapie, nicht nur einsehen, sondern sich auch konkret vorstellen können und Wege zur Verwirklichung finden.

2. Der Spielraum Musiktherapie

Das Wort 'Spielraum' ist ein häufig gebrauchter Begriff in der Musiktherapie, wird aber selten näher definiert. Ich möchte ihn darum zunächst wie E. WEYMANN (1990, S. 87) von seiner ethymologischen Bedeutung her neu bedenken und danach im einzelnen auf das Setting der Musiktherapie beziehen.

Laut Herkunftswörterbuch (DUDEN 1963) ist das Wort 'Spielraum' erst seit dem 18.Jh. gebräuchlich, u.zw. im technischen Bereich als "Bewegungsraum eines Körpers in einem Hohlkörper", wie es bei Gelenkverbindungen vorkommt.

Zwei sind hier aufeinander bezogen und bedingen einander: ein 'Sich-Bewegendes' und der diese Bewegungen umgebende Hohlkörper als eine Art Gefäß, welches das Sich-Bewegende angemessen begrenzt und damit hält.

Es gibt also "ein 'Ineinander'. Das Dazwischen ist nicht eine Lücke, sondern ein Bewegungsraum. Bewegungsraum eines Ineinanders" (WEYMANN ebd., S. 88). Spielraum hat demnach zu tun mit einer offenen Begrenztheit, die ihren Sinn darin trägt, daß sie für ein Anderes Grenzen, Halt, Führung und Raum gibt, damit sich dieses seiner Wesensart gemäß darin frei und gebunden zugleich bewegen kann.

Wofür ist nun der Spielraum Musiktherapie offen, was begrenzt er, welches 'Dazwischen' und welches 'Ineinander' finden statt, und durch welche Bedingtheiten formt sich der Prozeß einer Behandlung?

Die folgenden Überlegungen wollen im einzelnen darlegen, welches die theoretischen und die praktischen Bedingungen für die Behandlung des elfjährigen Martin sind, die den Spielraum und die Spielregeln dieser musiktherapeutischen Behandlung gestalten.

2.1. Raum und Zeit

'Spielraum Musiktherapie' ist zunächst einmal ein ganz konkreter Raum, in welchem sich Musiktherapie ereignen kann, wo es entsprechende Instrumente und Geräte gibt, mit denen man Musik machen oder auch hören kann. Die Art der Musiktherapie ist auch bestimmt durch die Art des Raumes und seine Zugehörigkeit zu einem bestimmten Umfeld. Größe, Akustik und Aussehen des Raumes spielen ebenso eine Rolle wie, ob es sich um ein Klassenzimmer, einen Musiktherapieraum in einer Klinik oder in einer privaten Praxis handelt. Entsprechend seiner Funktion sind für diesen Raum Möbel und Instrumente ausgewählt worden, welche dann auch die darin stattfindende 'Bewegungsart' mitbestimmen.

Der konkrete Spiel-Raum für die Musiktherapie mit Martin ist der Musikraum der Internatsschule. Der Hauptteil des Klassenraumes ist mit drei Tischreihen und Stühlen ausgefüllt. Die Instrumente stehen im hinteren Bereich, bzw. an der Seite. So gibt es keinen speziellen, begrenzten Spiel- oder Therapiebereich, sondern das Geschehen verteilt sich über den ganzen Raum. Dies ist zwar oft sehr anstrengend und unübersichtlich, bietet aber andererseits viel Bewegungsraum und Raum zum Variieren von Distanz und Nähe.

Weiter gehört dazu eine Abstellkammer für Instrumente im hinteren Teil des Raumes, die den Spielraum noch interessanter macht, da sie auch als Versteck oder 'Nische' genutzt werden kann.

Wie in jedem gut ausgestatteten Musikraum einer modernen Schule dominieren auch hier die technischen Medien und elektronischen Musikinstrumente. Vorhanden sind ein Fernseh- und Phonoschrank mit CD-Player, Kassettendeck, Radio, Fernseh-und Videogerät, eine E-Orgel, zwei große Keyboards, 20 kleine tragbare Keyboards, eine E-Gitarre, ein E-Baß und ein Drum-Computer. Nach den Herbstferien kam noch ein PC mit Musikprogramm zum Notenlernen hinzu. Außerdem ist eine Gesangsanlage mit verschiedenen Verstärkern und Standmicros installiert.

An akustischen Instrumenten gibt es neben einem Klavier noch ein Cello, eine Geige, eine Trompete und einen Korb voll kleinerer Rhythmusinstrumente. Ich habe diese Sammlung noch mit zwei Xylophonen, zwei Glockenspielen, Kalimba, Pfeifen und Rasseln aus eigenen Beständen ergänzt, später auch mit einem richtigen Schlagzeug.

Alle diese Dinge müssen nicht nur akzeptiert und einbezogen werden, weil sie nun einmal da und für Kinder sehr attraktiv sind, sondern sie müssen auch sachgemäß behandelt und bei aggressiven Ausbrüchen vor Beschädigung geschützt werden. Ein solch ausgestatteter Raum bietet viel Konfliktstoff. Man kann aber nicht von vornherein mehrere Spielmöglichkeiten, die der Raum als Gegebenheiten 'an-bietet', ausschließen und 'ver-bieten'.

So wird eben auch gemeinsames Fernsehen eine Zeitlang für die therapeutische Arbeit genutzt, obwohl ich mit Unsicherheiten und Zweifeln kämpfe, ob das denn überhaupt noch Musiktherapie ist, was hier stattfindet. Dennoch muß ich mich auf die Bedingungen dieses Raumes einlassen und dem 'Spielraum' geben, was ohnehin 'im Spiel' ist.

Wie sehr z.B. das Fernsehen und seine Inhalte in Therapien mitspielen, mit und ohne reales Vorhandensein, ist allen KindertherapeutInnen bekannt. Die Spiele, Geschichten und inneren Bilder von Kindern sind heute sehr durch das Fernsehen geprägt und oft nur zu verstehen, wenn man mit dem Szenarium, meist handelt es sich um Serien, einigermaßen vertraut ist.

Gemeinsames Fernsehen und die Kommentare von Kindern können bisherige Sichtweisen von Erwachsenen völlig verändern und unbewußtes Material zutage fördern.

Ein wichtiger Aspekt ist auch die Tatsache, daß dieser Spielraum ein Klassenzimmer ist, in welchem sonst Schule stattfindet und erfahren wird. Schule ist aber für diese Klienten ein Konfliktbereich, in welchem sie nach ihrem Erleben nicht genug Spielraum haben. Leistungsanforderungen und Anpassungsschwierigkeiten in der Schule sind dann schon durch den Raum und seine sonstige Prägung präsent und mit 'im Spiel', wenn hier Musiktherapie stattfindet.

Eine weitere Schwierigkeit für die Klienten hier im Internat ist die Kontrolle durch ihre Mitschüler. Diese sehen sie nach Schulschluß zur Musiktherapie gehen und geben oft höhnische Kommentare dazu ab.

Beides ist für die Kinder eine zusätzliche Belastung und verstärkt manchmal ihren Widerstand in der Therapie. Zugleich ist es aber evtl. auch eine Chance, das durch die Therapie erworbene neue Verhalten direkt im alltäglichen Konfliktbereich anzuwenden und einzuüben.

Die Musiktherapie wurde zunächst für die Zeit zwischen den Oster- und den Sommerferien angeboten. Wegen der Kürze der Zeit und den offensichtlichen Verhaltensauffälligkeiten - bei Martin ging es bereits um einen drohenden Verweis von der Schule - wurden pro Woche 2 Therapiestunden zu je 45 Minuten vereinbart.

Als die Musiktherapie nach den Sommerferien weitergeführt werden konnte, fand sie bis zu den Herbstferien noch zweimal, danach einmal wöchentlich statt.

Die Musiktherapie findet nach dem Schulunterricht ab 15.45 Uhr, also in der Freizeit der Klienten statt. In dieser Zeit gibt es verschiedene Freizeitangebote für die Internatszöglinge, deren Teilnahme freiwillig, bei Anmeldung aber verbindlich ist.
Immer wieder klagen die Klienten während der Musiktherapie darüber, sie könnten wegen der Therapie nicht an anderen reizvollen Angeboten teilnehmen, aber auch, sie hätten zu wenig Zeit zum freien Spielen. Hier zeigt sich, will man dies nicht nur als Widerstand verstehen, daß die Jungen Schwierigkeiten haben, in der Freizeit das rechte Maß an Spielraum zu finden. Diese Schwierigkeit haben heute viele Kinder; hier im Internat scheint diese Ambivalenz aber auch mit dem stark strukturierten Tagesablauf zu tun zu haben.
Der 'Spielraum Musiktherapie' liegt so gesehen zeitlich wie räumlich auf der Grenze bzw. im Spielraum oder im Zwischenraum von Schule und Freizeit. Die Musiktherapie kann hier auch der Ort sein, wo es darum geht, diesen Übergangsbereich, diese nicht vorstrukturierte Zeit selbstbestimmt und schöpferisch gestalten und nutzen zu lernen.
"Die Musiktherapie fördert mit dem Improvisieren eine Verfassung des Übergangs, des Spielens und begünstigt damit die Entstehung von Spielraum und neuen Bewegungsmöglichkeiten" (WEYMANN 1990, S. 90).

2.2. Die Musik

Musik ist eine Ausdrucksform, die ohne Worte auskommt und manches sagen kann, was in Sprache nicht ausgedrückt werden kann. Zudem ist sie ein Kommunikationsmittel, das es mehreren Menschen erlaubt, sich gleichzeitig zu äußern und trotzdem aufeinander zu hören.
So ist Musik geradezu prädestiniert, Beziehungen herzustellen, zu verändern, zu modifizieren und auszuprobieren. In diesem Sinne verwendet die psychoanalytisch orientierte Musiktherapie sie zusätzlich zur Sprache als Mittel des Ausdrucks und der Interaktion.
F. SCHALKWIJK (1992, S. 187 ff) unterscheidet drei verschiedene Einsatzmöglichkeiten von Musik als Therapie:
'Musiktherapie', 'therapeutisches Musizieren' und 'musikalische Aktivitäten im Umfeld der Musiktherapie'. Er versteht Musiktherapie als prozeßorientierte Psychotherapie und ist der Ansicht, "daß

nicht allein die Musik emotionale Konflikte lösen kann. Was wirkt, ist vielmehr die Erfahrung, die sie [die KlientInnen] beim Musizieren machen und das, was die Interaktion mit Musik und mit der TherapeutIn in ihnen wachruft." (ebd., S. 189)

Dagegen definiert er Musikmachen als Hilfe zur Erhaltung oder Förderung von Fähigkeiten bei Behinderten oder psychiatrisch Kranken als 'therapeutisches Musizieren'. Als 'musikalische Aktivität' bezeichnet er das Musizieren, wenn die Betonung mehr auf den musikalischen Aspekten oder der musikalischen Ausbildung liegt.

Um die beiden letzten Arten des Einsatzes von Musik soll es in dieser Fallstudie nicht gehen.

2.2.1. Die musiktherapeutische Improvisation

Musik ereignet sich in der Musiktherapie vor allem in Form von musikalischen Improvisationen, kann aber auch in anderer Form vorkommen.

"Musiktherapeutische Improvisation beginnt einmal bei der inneren Bewegung, überträgt sich auf die äußere Bewegung und von dieser auf das Instrument oder die Stimme. Nicht die Technik oder das Wissen machen hier Musik, sondern die durch die Gefühle oder Impulse ausgelöste Bewegung" (HEGI 1986, S. 157). Improvisieren ähnelt dem Spielen des Kindes als einem 'Sich-spielerisch-bewegen' (Duden 1963) mehr als dem Spielen von Musik, wie es üblicherweise reproduzierend mit einem gewissen Anspruch an Können und Übung verstanden wird. Spielerisches Sichbewegen bezieht sich hier sowohl auf das äußere Tun als auch auf das Herausbringen der inneren Bewegungen oder 'Bewegtheiten' beim Musikmachen. Es gibt keine Bewertungskriterien oder Vorschriften, sondern die Eigenart der Improvisierenden und ihrer Instrumente sowie ihr Zusammenspiel gestalten das Werk und die 'Spielregeln'. Was musikalisch Gestalt annimmt, formt sich quasi von selbst aus der inneren Vorstellung der KlientIn und dem einfühlenden und mitschwingenden Spiel der TherapeutIn. Schon die Auswahl des Instrumentes, Tempo, Lautstärke, Metrum und Rhythmus sind Entschiedenheiten, die eine Begrenzung der unzähligen Möglichkeiten und damit des Spielraumes auf das rechte Maß bedeuten.

Diese Begrenzung kann auch als Schutzraum oder Einfriedung gelten, worin es viele Möglichkeiten zur musikalischen und spielerischen Entfaltung geben kann. Wie uns im Alltag Zufälle zum Improvisieren nötigen, fordert das musikalische Improvisieren zum Eingehen auf Zufälliges und zur Beweglichkeit heraus. Es geschieht im Austausch und Zusammenwirken von zweien (oder mehreren), kommt zusammen, spielt miteinander oder auch ineinander wie der 'Körper im Hohlkörper'. Beides wirkt aufeinander, selbst wenn es nicht gewünscht wird.

"Es entsteht eine Zwischenwelt, an der mehrere teilhaben, eine gemeinsame Formenbildung" (WEYMANN 1990, S. 7).

Fehlt hier die Fähigkeit bei der KlientIn,diesen Spielraum zu gestalten und sinnvoll zu nutzen, ist dieser zu eingeschränkt oder zu unbegrenzt, kann das musiktherapeutische Improvisieren helfen, diesen allmählich wahrzunehmen und auszuschöpfen.

2.2.2. Spielregeln

G. LOOS (1986, S. 161) beschreibt dieses Suchen nach dem rechten, dem *eigenen* Maß und das Finden des Gleichgewichts im Ausloten des Spielraumes mit magersüchtigen Patientinnen. Die Freie Improvisation sieht sie als 'Via Regia', sie biete 'Raum zum Probehandeln'.

Bei der Behandlung ihrer oft frühgestörten Patientinnen kann aber der Spielraum Musiktherapie nur Schutzraum sein, wenn er durch Spielregeln eröffnet und zugleich begrenzt wird, zusätzlich zu den sich von selbst ergebenden Spielregeln beim Improvisieren. WEYMANN (ebd., S.94) nennt diese Begrenzungen 'Vorgaben', durch die der therapeutische Prozeß, z.B. bei Spielunfähigkeit, gefördert werden kann. Diese Spielregeln müssen aber in jedem Fall sehr vorsichtig und individuell dem jeweiligen Menschen und der Situation angepaßt sein, damit sie nicht als Zwang, sondern als Schutz empfunden werden können. LOOS nennt sie darum auch 'Spielangebote'.

Solch eine 'Vorgabe' kann z.B. ein bestimmtes Thema sein, zu dem improvisiert werden soll, entweder zu einem ganz konkreten Anlaß, zu einer Stimmung, einem Traum, einer Phantasie oder auch zu einer bestimmten Geschichte.

Solche Themen können sich auch während einer Behandlung aus dem Geschehen entwickeln.

Spielregeln können aber auch eine gewisse Beschränkung im Material oder in der Struktur des Spieles sein, je nachdem welcher Prozeß in Gang gebracht werden soll. LOOS hat dazu einen Katalog von 9 "Spielmodell-Gruppen" (ebd., S. 166) erstellt, welcher jeweils Angebote zu bestimmten Situationen innerhalb der Musiktherapie beschreibt.

In Gruppentherapien, besonders mit Kindern, können Spielregeln manchmal erst Spielen ermöglichen. Wie U. MAURER in ihrer Arbeit beschreibt, schaffen sie oft erst die Voraussetzungen für ein Zusammenspiel, indem sie entweder als Spielvorschlag vorgegeben oder im freien Spiel entwickelt werden. "Spielregeln begrenzen und gestalten folglich den Spielraum." (U. MAURER 1992, S. 20).

2.3. Theorie und Technik psychoanalytisch orientierter Musiktherapie

2.3.1. Der psychoanalytische Ansatz

In der vorliegenden Fallstudie handelt es sich um eine musiktherapeutische Behandlung mit psychoanalytischem Ansatz. Psychoanalytisch orientierte Musiktherapie bezieht die Erkenntnisse der Psychoanalyse in ihre Behandlungsmethode ein. Das Unbewußte und seine Wirkung werden demnach in der Musiktherapie mitbehandelt.

Die Phänomene des Widerstands, der Übertragung und der Gegenübertragung können als innerseelische Konflikte auch durch die Musik bewußt und das Unerhörte hörbar gemacht werden. PRIESTLEY nennt es, "das Unbewußte auf dem Wege klanglichen Ausdrucks mit Hilfe analytischer Musiktherapeuten zu erforschen" (1982, S. 14).

Nichtausgesprochenes, Unbewußtes einer KlientIn nimmt die MusiktherapeutIn wahr in der Musik und in der Gegenübertragung. In der Musik der TherapeutIn besteht ein äußerer Bezug zum Patienten, "der sich seinen Stimmungen anpaßt und auf seine Melodiephrasen antwortet, andererseits ein innerer, der dem Patienten seine unbewußten Gefühle so zurückgibt, wie sie vom Therapeuten in der Gegenübertragung erlebt werden" (PRIESTLEY 1980, S. 29).

Zum Verständnis der psychoanalytischen Begriffe wie Übertragung, Gegenübertragung u.a. verweise ich auf die Ausführungen von MÜLLER (im vorliegenden Band S. 107ff). Gemäß der psychoanalytischen Grundregel der freien Assoziation, uneingeschränkt zu erzählen, was einem gerade in den Sinn kommt, wird hier gespielt, was einem einfällt. So kann Seelisches hörbar und sinnlich erfahrbar gemacht werden. Durch den Wechsel von Musik und Sprache gibt es größere Chancen des Ausdrucks und des Verstehens, 'Unsagbares' kann hörbar gemacht und 'erhört' werden.

Als Ziel nennt PRIESTLEY, die potentiellen Möglichkeiten der PatientInnen voll zu entwickeln, oder bleiben wir im Bild des Spielraumes, diesen optimal zu nutzen.

2.3.2. Einzelmusiktherapie mit Kindern

Psychoanalytische Musiktherapie mit Kindern ist orientiert an der Technik der Spieltherapie, wie sie als psychoanalytische Behandlungsform für Kinder entwickelt wurde. Das kindliche Spiel wird als der dem Kind gemäße Ausdruck verstanden. Kinder können in einem mit ausgesuchtem Spielzeug versehenen Raum frei spielen. Entsprechend dem 'Material', das in der Erwachsenentherapie durch die freie Assoziation zutage tritt, wird dann das im Spiel sich zeigende Unbewußte wahrgenommen und in der Resonanz durch die TherapeutIn bewußt gemacht.

Die wichtigsten Beiträge zur Entwicklung der Spieltherapie stammen von A. FREUD, M. KLEIN, V. AXLINE, H. ZULLIGER und D. W. WINNICOTT, welche damit die Grundlagen für die moderne Kinderpsychotherapie schufen. Unterschiedlich waren vor allem ihre Auffassungen in bezug auf die Frage der Deutung. A. FREUD, welche auch pädagogische Aufgaben in der Kindertherapie wahrnahm, sammelte zunächst vielfältiges Material, bevor sie eine Deutung aussprach. Sie strebte eine baldige positive Übertragungshaltung an und wollte die Person und die Autorität des Analytikers über die der Eltern gestellt sehen. Sie hielt Kinder für nicht fähig, wie Erwachsene eine Übertragungsneurose zu entwickeln.

M. KLEIN dagegen deutete immer sofort, sobald sie eine Vermutung hatte, um die Ängste der Kinder so bald wie möglich zu mindern. Sie unterschied die Art der Kinderanalyse nur durch den Einsatz des Spielens von einer Erwachsenenanalyse und ging so auch von der Bildung einer Übertragungsneurose aus. Auch lehnte sie jede pädagogische Einflußnahme auf das zu analysierende Kind ab und forderte eine konsequente Trennung der Behandlung des Kindes von Eltern und Elternhaus.

Der Pädagoge und Psychoanalytiker H. ZULLIGER verzichtete im Laufe seiner Erfahrung mit Kinderanalysen ganz auf das Aussprechen von Deutungen, legte aber Wert darauf, die Bedeutung des Materials für sich zu entschlüsseln. Mit 'gezielten Spieleingriffen' steuerte er dann nach Bedarf den Verlauf der Behandlung in eine bestimmte Richtung. Für ihn hatte das Spiel an sich schon heilende Wirkung.

V. AXLINE verzichtete in ihrer 'Nicht-direktiven Spieltherapie' gänzlich auf Deutungen und spiegelte das Tun des Kindes lediglich im Gewährenlassen und Kommentieren dessen, was sie wahrnahm.

P. KNILL (1982, S. 1 ff) unterscheidet eine 'beobachtungsorientierte' Richtung der Spieltherapie, welche auf "FREUDS Erklärung des Spiels als Projektion von Wünschen und verarbeitender Darstellung von Konflikten" gründe, von der beziehungsorientierten Richtung, die "das 'Spiel an sich' in seiner Erfahrung als heilend " verstehe. "... es ist diese Neuerfahrung seiner selbst, welche das Kind mit einer vertrauten Person macht, mit der Person, die es akzeptiert so wie es ist, welche den Wert dieser Methode ausmacht" (ebd., S. 3).

Eine wichtige Erweiterung der Spieltherapietheorien ist der von WINNICOTT entdeckte 'Zwischenraum' zwischen Mutter und Kind in der frühesten Entwicklungsphase, der vom Kind mit Hilfe von 'Übergangsobjekten und -phänomenen' bewältigt werde. In dieser Phase entstehe die Fähigkeit zum Spielen und zum schöpferischen Tun. Das Kind lerne nun, seinen Körper als Mittel oder Instrument zu benutzen oder umgekehrt, Gegenstände zu etwas Eigenem zu machen.

In diesem Sinne können auch Musik und Musikinstrumente zu Übergangsobjekten oder -phänomenen werden, im Zwischenraum zwischen innen und außen, halb gefunden und halb geschaffen. "Die Musiktherapie ist analytisch, wenn sie die Probleme im Umfeld des Übergangsobjektes aufgreift und bearbeitet, gleichzeitig ist sie in der Lage, Spiel-Räume zum Probehandeln bereitzustellen", benennt dies G. LOOS (1986, S. 149).

Ihre Arbeit mit magersüchtigen, meist frühgestörten Patientinnen zeigt, wie mit Instrumenten und deren Klang als Übergangsobjekte Schritt für Schritt der innere Spielraum ausgelotet und erweitert werden kann. Auch B. FRIIS-ZIMMERMANN beschreibt in ihrem Beitrag "Die Harmonika weint" (1993, S. 38 ff) sehr eindrucksvoll die Behandlung eines grenzpsychotischen Kindes mit Musiktherapie. Die Instrumente und ihr Klang sind hier sowohl Ausdrucksmittel wie auch Übergangsobjekte, wenn das Kind im Spiel mit jeweils einem bestimmten Instrument verschiedene Entwicklungstadien nachholt.

2.3.3. Die musiktherapeutische Praxis im vorliegenden Fall

Die Behandlungstechnik in der vorliegenden Fallstudie orientiert sich an den hier angedeuteten Spieltherapiemodellen, besonders an A. FREUDS Theorie und Technik, und am Beitrag "Zur Praxis der musiktherapeutischen Einzelbehandlung in der Sonderschule" von W. MAHNS (1987).

Das Wahrnehmen von pädagogischen Aufgaben, besonders bei kleineren Kindern erscheint auch mir unausweichlich, sollte jedoch stets sorgfältig reflektiert werden. In der Frage der Übertragungsneurose kann ich A. FREUD nicht zustimmen, gibt doch die vorliegende Fallstudie gerade ein Beispiel für eine solche ab.

Weitere Anregungen für die Behandlung erhielt ich durch AXLINES wahrnehmendes Kommentieren. In der Musiktherapie nennt PRIESTLEY dies den "musikalischen Respons" (PRIESTLEY 1980, S. 29).

Als Resonanzgeben in der gemeinsamen Improvisation oder durch Spielen und Singen zum nicht-musikalischen Tun oder Spielen des Klienten bietet sich diese Haltung gerade in der Kindermusiktherapie an und kann Wesentliches bewirken, wie es der Behandlungsverlauf zeigen wird.

P. KNILL's Unterscheidung in eine beobachtungsorientierte und eine beziehungsorientierte Richtung der Spieltherapien erscheint mir durch den Faktor Musik auf die Musiktherapie nicht übertragbar, ist doch die gemeinsame Musik immer Ausdruck und Beziehung zugleich.

Die Musiktherapie mit Martin läßt erkennen, daß verschiedene Behandlungsphasen auch verschiedene Formen des Ausdrucks und damit des Spielens hervorbringen, daß die Musik sogar für eine Zeit ganz in den Hintergrund treten kann. Ebenso werden je nach Situation verschiedene Techniken des Deutens nötig. So kann es während einer regressiven Phase sinnvoll sein, nur ruhig zu kommentieren oder musikalisch Resonanz zu geben. Dagegen kann es während eines aggressiven Ausbruchs besser sein, sehr schnell zu deuten und damit einem drohenden Zerstörungsakt zu begegnen.

Musiktherapie mit Kindern erfordert nicht nur musikalische Beweglichkeit und Improvisationskunst, sondern überhaupt ein 'Sich-Spielerisch-Bewegen-Können'. Nach W. MAHNS liegt "in solchen Improvisationen, der Arbeit mit dem Zufälligen, Nicht-Vorhersehbaren" der Sinn der Musiktherapie. "Es geht vielmehr um die Bereitstellung eines Feldes für symbolische Handlungen". So ist bei

Kindern "die Einengung auf einen einzigen Symbolausdruck (z.B. auf musikalische Improvisation) nur in begrenztem Rahmen wirkungsvoll" (MAHNS 1990, S. 336 u. 337).

Das Setting der Musiktherapie kann darum wie bei MAHNS das Spielen in einer selbstgebauten Höhle aus Decken oder das Feuermachen im Freien erlauben. Ebenso kann das Fernsehen oder das Sichverstecken in der Abstellkammer in der Musiktherapie mit Martin als Ausdruck seiner Gefühle und Phantasien verstanden werden und für die musiktherapeutische Arbeit fruchtbar sein.

Selbstverständlich werden während der Behandlung immer auch entwicklungspsychologische Aspekte mitbedacht, diese stehen aber in der vorliegenden Fallstudie nicht im Vordergrund. Deshalb verzichte ich hier auf die Darstellung eines entwicklungspsychologischen Konzeptes und verweise auf die Ausführungen von I. MÜLLER (S. 115ff dieses Bandes)..

3. Die Wirkungseinheit Internat

Als Wirkungseinheit im morphologischen Sinne (s. Kap. 4) kann die Internatserziehung an dieser Stelle nicht konsequent untersucht werden. Es soll aber ansatzweise aufgezeigt werden, wie die Institution als ein Gefüge von Schülern, Eltern, Lehrern und Erziehern mit ihren Vorstellungen, ihrem Auftrag, ihren Erwartungen und Zielen wirkt und also auch mithandelt und mit-'behandelt' wird.

Was SALBER über die Universität als Wirkungseinheit sagt, kann ebenso für das Internat gelten:

"Eine Universität ist kein idealer "Automat": sie wird von seelischen Motivationen, von Problemen seelischer Formenbildung und von Lösungsformen der Strukturierung getragen" (SALBER 1981, S. 101).

In diesem Sinne ist auch das Internat als eine Wirkungseinheit zu sehen, welche von Formen seelischen Geschehens bestimmt und zu betrachten ist. Es bildet den Rahmen, innerhalb dessen der Klient wochentags lebt, erzogen und schulisch gebildet wird. Damit ist es zusammen mit dem Elternhaus das sogenannte 'Dritte' in der Behandlung neben Klient und Therapeutin.

In diesem Falle ist das Internat als das 'Dritte' direkt beteiligt an der Behandlung, indem es nicht nur der Ort der Behandlung ist, sondern auch anstelle der Eltern die Therapeutin beauftragt und durch die Erzieherin Frau A. die Durchführung der Therapie ermöglicht und stützt.

Weiterhin wirkt es aber auch indirekt bei der Behandlung mit durch die ganze Art, wie sich das Leben des Kindes in dieser Einrichtung gestaltet durch Hausordnung, Regeln, Normen, Zeiteinteilung, Sitten und Gebräuche usw.. All dies wird von dem Klienten unbewußt mit in die Behandlung hineingetragen, spielt eine Rolle und hat Auswirkungen auf sein Verhalten und sein Befinden hier und jetzt. Vieles im Laufe der Behandlung kann nur auf diesem Hintergrund verstanden und entschlüsselt werden. So ist es auch 'mitzubehandeln' im Sinne eines Bewußtmachens von unbewußten Vorstellungen, wodurch dann ein anderer Umgang damit oder neue 'Lösungsmöglichkeiten' entstehen können.

Es geht also in diesem Kapitel darum zu zeigen, wie dieses 'Dritte' ist, wie es handelt und wie es in die Behandlung hineinwirkt. Es kann hier nicht um eine umfassende Darstellung der Situation und der Problematik des Internates heute gehen. Ich möchte deshalb nur einige Aspekte herausgreifen und an dem speziellen Fall dieses Internates konkretisieren.

3.1. Das Internat und sein pädagogischer Auftrag

Mit einer Definition von WINKENS (kirchliche Internate für weiterführende Schulen betreffend) möchte ich zunächst Sinn und Aufgabe des Internates heute beschreiben:

"Das Internat ist eine relativ abgeschlossene pädagogische Institution, die stark auf die Bildung durch die Schule ausgerichtet ist (schulische Hilfen und Förderung). Gleichzeitig will das Internat junge Menschen, die nicht zu Hause leben können, sollen oder wollen, mit professionellen Erziehern betreuen und erziehen (Gruppenerziehung, religiöse Erziehung). Dies geschieht in Kooperation mit den Eltern und schließt eine generelle Elternarbeit mit ein. Die Aufnahme in das Internat erfolgt auf Wunsch der Eltern und des Schülers. Hinsichtlich der Familie hat das Internat eine unterstützende, ergänzende und manchmal auch ersetzende Funktion. Die Klientel der Internate erhält eine pädagogische Betreuung, Förderung und Unterstützung, die auch gezielt bei schulischen und familiären Problemen ansetzt und sie mit einbezieht. Wohnen, Betreuen am Tage und auch nachts, Verpflegung, gezielte Freizeitangebote und umfassende Sorge für das Wohlergehen der jungen Menschen gehören mit zum Standardangebot der Internate. Damit erweist sich das Internat als ein sozialpädagogisches Hilfeangebot im Bildungs- und Erziehungsbereich" (WINKENS 1989, S. 19).

WINKENS sieht die offiziell benannten Ziele der Internate heute nicht wesentlich voneinander unterschieden: "Generell ist zu sagen, daß die Ziele der Internate häufig sehr allgemein gehalten sind, so daß ihnen fast jeder zustimmen kann. Oft stimmen sie mit den Erziehungszielen unserer Gesellschaft überein, die zur Zeit modern sind, wie z.B. Emanzipation, Partnerschaft, Mitbestimmung oder Selbständigkeit" (ebd., S. 98).

Im Hausprospekt des Internates meiner Arbeit wird "die Entfaltung und Förderung der Begabung jedes einzelnen Jugendlichen durch Unterricht und Erziehung sowie durch soziale Orientierung der einzelnen Persönlichkeit inmitten der Gemeinschaft" als pädagogisches Ziel formuliert. Im übrigen wird vor allem die Möglichkeit des erfolgreichen schulischen Abschlusses betont und wie dieser auch bei schwächeren Schülern erreicht werden kann. Ein besonderes pädagogisches Anliegen darüber hinaus wird nicht erwähnt. Nach Frau A.'s Angaben wird z.Z. ein Konzept für ein neues Schulprofil erarbeitet, in welchem vor allem 'soziales Lernen' und 'ökologisches Bewußtsein' betont werden.

Die besonderen pädagogischen Aufgaben des Internatsalltags mit den immer zahlreicher werdenden verhaltensauffälligen Kindern kommen nur in persönlichen Gesprächen mit Einzelnen vor, offiziell werden sie aber verschwiegen.

Die Tatsache, daß mein Angebot, Musiktherapie zu machen, sofort angenommen und später sogar zur Bedingung wurde, daß beide Klienten in dem Internat bleiben können, zeigt, daß die einzelnen Pädagogen innerhalb der Einrichtung auch noch andere pädagogische Ziele und Aufgaben sehen und erfüllen wollen, oftmals aber überfordert sind.

Auch GONSCHOREK findet eine zu große Diskrepanz zwischen den postulierten Zielen der Internate und ihren wirklichen Funktionen. In Übereinstimmung mit anderen Autoren sieht er als tatsächliche Aufgabe die "familienersetzende, familienergänzende und die Familie erweiternde Funktion" (GONSCHOREK 1979, S. 216) des heutigen Internates an. Nicht die wohlklingenden Ziele oder das besondere pädagogische Konzept, sondern die Möglichkeit, eigene Erziehungsaufgaben an professionelle Erzieher abgeben zu können, zu wollen oder zu müssen seien die Hauptmotive für die Entscheidung vieler Eltern für das Internat.

Auch als Ersatzinstitution nach einem Scheitern im öffentlich-staatlichen Schulsystem spielt das Internat nach ihm eine wichtige Rolle. So gab es im hier beschriebenen Internat bisher zu Beginn des 5. Schuljahres kaum Neuzugänge, sondern meist erst im laufenden Schuljahr oder in höheren Klassen, wenn die SchülerInnen bereits woanders versagt hatten.

Daß diese 5. Klasse gleich mit fünf neuen männlichen Internatszöglingen begann, war die Ausnahme. Drei dieser fünf Jungen wurden dann für die Musiktherapie vorgeschlagen, ohne daß Frau A. bis dahin wußte, daß alle drei Jungen bereits Therapieerfahrung hatten!

Hinter dem Schulversagen vieler Kinder verbirgt sich ja seltener fehlende Begabung als vielmehr fehlende Zuwendung und Betreu-

ungsmöglichkeiten der berufstätigen Eltern oder alleinerziehender Elternteile.
Nach B. MÜLLER (1975, zit. nach WINKENS 1989, S. 128) stammen in evang. Internaten und Landerziehungsheimen mehr als die Hälfte der SchülerInnen aus gestörten Familienverhältnissen. Für die Gruppe der 9 - 13jährigen ist bei 21,7% ein Elternteil verstorben, bei 34,8% sind die Eltern geschieden oder leben getrennt. Für die Gruppe der 14 - 19jährigen liegen die Zahlen insgesamt etwas niedriger mit ca. 40%. Dies dürfte mit ein Grund dafür sein, daß die Zahl verhaltensauffälliger Kinder insgesamt, auch an Regelschulen, zunimmt. Viele Pädagogen fühlen sich damit heute überfordert und sind es auch, da sie die Grundkonflikte der Kinder nicht aufdecken können, durch die sekundären Konflikte in ihrer Arbeit jedoch übermäßig belastet werden.

Internate bieten begüterten Eltern einen Ausweg an, mit einem Milieuwechsel und der besonderen Betreuung im Internat diesbezügliche Probleme anzugehen. Für die Kinder aus der Unterschicht bleibt bei Verhaltensauffälligkeit oft nur der Weg über das Jugendhilfegesetz in die staatliche Heimerziehung.

Nach KNOOP (1977, S. 85) gibt es bereits Ansätze, daß Internate mit ihren besonderen Erziehungsmöglichkeiten mit den umliegenden Sozialbehörden eine Art 'Freiwillige Erziehungshilfe' zu verwirklichen suchen, um auch Kindern aus der Unterschicht zu einem Internatsbesuch und damit zu besseren Lebenschancen zu verhelfen.

Das Aufgreifen dieser pädagogischen Herausforderung könnte für viele Kinder und für manche Internate zu einer Überlebenschance werden. Dazu müßten jedoch die wahren Ziele und Aufgaben auch offiziell benannt und entsprechende Voraussetzungen für ihre Verwirklichung geschaffen werden, wie z.B.: ein wirklichkeitsnahes pädagogisches Konzept für das Leben in Internat und Schule, entsprechende Ausbildung und Weiterbildung der ErzieherInnen und psychologische bzw. therapeutische Begleitung und Behandlung von verhaltensauffälligen Kindern und Jugendlichen.

3.2. Die Wirkungsweise des Internates

GONSCHOREK beschäftigt sich in seiner Arbeit vor allem mit den Formen der Sozialisation im Internat. Als besondere Mittel der Internatserziehung nennt er u.a. die "Abschließung von der Außenwelt", die "umfassende, pädagogisch begründete Gestaltung des gesamten Milieus und Tagesablaufs" und die "Pflege eines Gemeinschaftsgefühls (Wir-Gefühls) u.a. durch Feste, Feiern, Rituale meist im sportlichen, musisch-künstlerischen Bereich" (GONSCHOREK 1979, S. 196).

Mit all diesem wird in dem neuen Hausprospekt in Text und eindrucksvollen Bildern für das hier beschriebene Internat geworben.

Ebenso zeigt GONSCHOREK, wie die Organisation des Internates meist streng hierarchisch und mit festen Strukturen aufgebaut ist. Kontrollierbarkeit und Totalität führen zu gegenseitiger Überwachung und durch die Vorstrukturiertheit der Beziehungen zu Mißtrauen und Angst untereinander.

Als besonderes Problem nennt GONSCHOREK die Isolation der SchülerInnen von der Familie und der Außenwelt, was sich in einem "Sich-von-der-Welt-abgeschnitten-fühlen", als ein Empfinden relativer Deprivation und dem Wunsch nach mehr Bewegungsfreiheit und Abwechslung bei vielen niederschlägt (ebd., S. 439).

Die Totalität der Einrichtung mit dauerndem und zu intensivem Gemeinschaftsleben, zu wenig Privatheit und Rückzugsmöglichkeiten werde immer wieder als Machtfaktor erlebt und verhindere im Grunde genommen die Entwicklung der jungen Menschen zu offenen und selbstbestimmten Menschen.

Martin faßt dies alles schon in seiner ersten Musiktherapiestunde zusammen mit seiner Unzufriedenheit darüber, daß es zu wenig Abwechslung und keinen freien Ausgang für die UnterstufenschülerInnen gebe.

In der Literatur wird allgemein wenig getrennt zwischen Heimerziehung und Internatserziehung, geht es doch meist um die gleiche Problematik und die gleiche Pädagogik. Auch die Organisation des Alltages unterscheidet sich kaum von der eines Heimes, da es in beiden Fällen um gemeinschaftliches Leben und Erziehung in der Masse geht.

Es gibt beide Male straff durchgeplante Tagesabläufe mit Verbindlichkeit für alle, gleichgeschlechtliche und altersmäßig abgestufte Wohngruppen, die von einer bestimmten Bezugsperson (ErzieherIn) betreut werden. Die Hierarchie des Personals im Internat oder Heim setzt sich bis in die heimlichen Rituale der Unterdrückung unter den Zöglingen fort, wie wir sie aus vielen Filmen und Romanen kennen und von welchen ich auch durch Martins Erzählungen erfahren habe.

So scheint das Ziel der Erziehung eher Anpassung an die Strukturen der Einrichtung und an das dahinterstehende leistungsorientierte Gesellschaftssystem zu sein als die Entfaltung der Persönlichkeit.

Hierzu findet sich ein wichtiger Aspekt in einer psychologischen "Untersuchung der Wirkungseinheit Verwahrlosung" von H.-J. BERK (1975). Die Untersuchung zeigt, "wie sich die Verwahrlosungsstruktur in der Institution Heimerziehung belebt, und wie sich die Institution Heimerziehung in der Verwahrlosung belebt aus dem Blickwinkel der Psychologie" (ebd., S. 154).

BERK spricht von einer 'totalen Aneignung' der Klientel durch das Heim, welche als Heilung eine totale Anpassung und als Ziel die Akzeptanz des Heimes durch den Jugendlichen als seine einzige Chance und Lösung versteht. "Die Probleme, die der einzelne Jugendliche in Gang bringt, werden dann nicht als das notwendige Material zur Veränderung, sondern als unbedingt auszuschließende Bedrohung des Stabilen verstanden" (ebd., S. 144). Wandel wird vom Klienten gefordert, die Institution müsse unwandelbar sein, um Halt geben zu können.So verhindere eine Instituition gemäß ihrem Wesen nicht nur wirkliche Wandlung und Veränderung, sondern sei eine besondere Form von Widerstand und produziere damit Widerstand.

Im vorliegenden Fallbeispiel werden ähnliche Zusammenhänge sichtbar werden. Martins anhaltender Widerstand gegen die Musiktherapie ist mitbegründet durch die haltgebenden,sehr festen Strukturen des Internates, gegen die er innerhalb der Therapiestunde rebelliert als dem Ort, wo er dies einmal ungestraft tun kann. Anfangs erlebt er die Musiktherapiestunde sogar als eine Verlängerung des Internats, als Bestrafung oder Versuch, ihn "ändern oder beruhigen zu wollen", wie er es selbst in einer der ersten Stunden ausdrückt.

Wo sich das Internat schließlich dann nicht mehr zuständig fühlt für solch schwierige Kinder wie Martin und mit Suspendierung und Verweis vom Internat reagiert, sucht es nicht nach weiteren Möglichkeiten der Hilfestellung, sondern gibt das Kind praktisch als 'unerziehbar' an die Eltern zurück. Dann geht es nur noch um den Erhalt einer ordentlichen und leistungsorientierten Zielsetzung des Internates, nicht um die Erfüllung seines sozialpädagogischen Auftrages.

Es ist ja nur ein Zufall, daß das Internat momentan mit therapeutischer Behandlung auf den Wunsch und das Bedürfnis des Kindes nach Wandlung eingehen kann, wie Martins 'Beschwerden' psychologisch zu verstehen sind. WINNICOTT (1991, S. 230) nennt solche Verhaltensauffälligkeiten, wie Martin sie in Stehlen, Lügen und Gewalttätigkeit zeigt, "antisoziale Tendenz". Damit wolle der Jugendliche die Umwelt zwingen, in irgendeiner Weise Stellung zu nehmen, und so seien sie als ein Hinweis auf eine bestehende Hoffnung des Kindes auf Hilfe zu verstehen.

In Anerkennung seiner wirklichen Bedeutung "als ein sozialpädagogisches Hilfeangebot im Bildungs- und Erziehungsbereich" (WINKENS 1989, S. 98) kann das Internat heute seinen pädagogischen Auftrag nur dann ganz erfüllen, wenn es Verhaltensauffälligkeiten psychologisch versteht und therapeutische Ergänzungsmaßnahmen anbietet.

4. Zur Morphologie der Musiktherapie als Methode dieser Fallstudie

Die Morphologie der Musiktherapie stellt eine wissenschaftliche Methode der Auseinandersetzung mit Musiktherapie als psychotherapeutischem Verfahren und den Mitteln dieses Verfahrens dar. Die Grundlagen für diese Wissenschaft erarbeitete eine 'Forschungsgruppe zur Morphologie der Musiktherapie', entstanden aus dem Mentorenkurs für Musiktherapie in Herdecke. Diese wurden u.a. umfassend dargestellt und veröffentlicht in der Arbeit von R. TÜPKER: "Ich singe, was ich nicht sagen kann - Zu einer morphologischen Grundlegung der Musiktherapie" (TÜPKER 1988, Neuauflage 1996). Hier soll und kann nur eine kurze Einführung in diese Thematik gegeben werden, um die Art der Untersuchung des Behandlungsverlaufes zu begründen. Mir erscheint diese Art der Betrachtung und Auswertung musiktherapeutischer Arbeitsweise am ehesten geeignet, das Prozeßhafte eines Behandlungsverlaufes in seiner ganzen Komplexität zu erfassen und zu relativ gesicherten Aussagen über Wirkungen und Ergebnisse zu gelangen.

4.1. Seelische Gestaltbildung

Die theoretischen Grundlagen zur Morphologie der Musiktherapie entstammen der morphologischen Psychologie von W. SALBER (vgl. MÜLLER, S. 121ff dieses Bandes), welcher das Funktionieren des Seelischen über das Beschreiben und Untersuchen der Phänomene mittels eines Sich-Mitbewegens des Untersuchenden zu ergründen sucht.

Nach SALBER strukturiert sich Seelisches in Gestalten und deren Verwandlung. "Eine Gestalt ist der sinnlich erfaßbare, in sich abgeschlossene Komplex eines daseienden wirkenden Wesens" (SALBER 1965, S. 36) und bildet in der Vielfältigkeit der seelischen Gegebenheiten Formen, die das Ganze wiederum strukturieren. Im fortwährenden Prozeß der Bildung und Umbildung der seelischen Gegebenheiten entwickelt es neue Wege und Möglichkeiten im Denken und Handeln. Mit der Frage nach dem Zusammenwirken der seelischen Faktoren wird erkennbar, wie diese Gestalt im Vorher und Nachher, im Gesamt ihres Daseins sich entwickelt und verwandelt.

"Gestalt und Verwandlung als Bedingung und 'Ursache' seelischen Geschehens ist nach SALBER von sechs Faktoren her organisiert: sie zeigen sich in Wirkungseinheiten als: Aneignung und Umbildung, Einwirkung und Anordnung, Ausbreitung und Ausrüstung." (TÜPKER 1988, S. 49). Diese sechs Gestaltfaktoren sind sozusagen als 'Urphänomene' zu verstehen und liegen allen seelischen Gestaltbildungen zugrunde. Sie sind aus den Phänomenen abgeleitete Formenbildungen, die ihrer "jeweils eigenen Gestaltlogik" (ebd., S. 49) folgen und in Polarität zueinander stehen. Ich will versuchen, die Gestaltfaktoren am Beispiel des Spielens als seelischer Tätigkeit zu charakterisieren.

Aneignung hat zu tun "mit Sich-Aneignen und Angeeignet-Werden, mit Haben und Nicht-Haben, Haften und Lösen, Weiterhaben und Wiederbeleben" (ebd., S. 49). Am Beispiel des Spielens wird es deutlicher: Im Spiel kann man aufgehen und immer wieder Belebung erfahren, Zufuhr bekommen, aber auch fest und unbeweglich werden, wenn man sich davon ganz aneignen läßt.

Dieser Tendenz vermag die Umbildung entgegenzuwirken. Hier geht es um Gestaltung und Umgestaltung, Auflösung und Umstrukturierung. Sie sorgt dafür, daß das Seelische weiterlebt und nicht stillesteht. Am Beispiel des Spielens: Auf der Grundlage bestimmter Gegebenheiten (Material, Spielregeln) entsteht bei jedem Spiel durch Gestaltung und Umgestaltung Neues. In der Extremisierung von totaler Auflösung und Umgestaltung findet kein Spielen mehr statt sondern Chaos.

Die Einwirkung ist charakterisiert durch Machen, Bewirken und Wirkenlassen, Tun und Lassen, Unterwerfen oder Unterworfen-Sein. Sie hat zu tun mit Eigen-sein, mit Ent-schiedenheit und den Konsequenzen daraus. Spielen kann man z.B. nur, indem man das Material oder die Mitspieler wirken, mitspielen läßt, darauf einwirkt und auf sich wirken läßt. Das Abschotten gegen alle Einwirkungen und totales Nur-Machen töten jede Kreativität und Lust beim Spielen.

Hier nun wird der Gegenpol der Anordnung wirksam. Seelisches hat eine Struktur, umfassende Formen für Einheit und Mannigfaltigkeit, verbindliche Regulationen und Bearbeitungsprinzipien. Auch dieser Gestaltfaktor zeigt sich " 'aktiv' und 'passiv' in Tätigkeiten des Ordnens und Strukturierens und dem Geordnet-Werden und Sich-Strukturieren-Lassen im Seelischen Geschehen" (ebd., S. 50).

Wer Kleinkinder beim Spielen beobachtet, versteht, wie das ordnende Tun nicht nur das Material, sondern auch das Kind ordnet. Die Extremisierung dieses Faktors begegnet uns bei Zwangshandlungen, wenn Anordnung als ordnender Zwang zur Abwehr von Angst oder anderen Impulsen dient.

Die Ausbreitung will hinaus aus der Enge, Grenzen überschreiten, sie strebt nach 'Mehr-Leben' und zeigt sich in "Wünschen, Paradiesvorstellungen, Idealbildungen, in Uneingeschränktheit und Übersteigerung" (ebd.). Diese Tendenz drängt das Seelische dazu, sich im Spielen oder in der Kunst auszudrücken und zu verwirklichen. Im Extrem bedeutet es: Streben nach der totalen Freiheit, nach dem totalen Sichausleben ohne Rücksicht auf reale Grenzen.

Dieser Tendenz wiederum steuert die Ausrüstung entgegen, indem sie Arbeit, Anstrengung und Einschränkung, Festlegung und Folgerichtigkeit betont. Sie schafft Maß und Stabilität und hat etwas mit Können und Nicht-Können zu tun. Am Beispiel des Spielens wird klar: wer spielen und gewinnen will (was ja auch meist zum Spielen gehört), muß sich anstrengen, muß sein Können einsetzen und auf die richtige Reihenfolge achten. Ohne eine gewisse Ausrüstung oder ein Rüstzeug lassen sich Wünsche nach Mehr-Leben und -Erleben nicht realisieren.

Diese 6 Gestaltfaktoren wirken bei jeder konkreten Gestaltbildung zusammen.

"Im Durchlaufen eines Entwicklungsganges von Herkommen - Erweiterung - Entfaltung - Ergänzung" (ebd., S. 51) wirken die Gestaltfaktoren zusammen und sind in ständiger Bewegung wie in einer Art 'Auseinandersetzungs- und Entwicklungsprozeß'. Dieser kann von jedem der einzelnen Faktoren aus betrachtet und untersucht werden (vgl. TÜPKER 1988, S. 52).

Da wo Seelisches sich extrem verfestigt hat und die Gestaltfaktoren nicht mehr beweglich und regulierend tätig sein können, kann mit dieser Sichtweise Einsicht gewonnen werden, wie es denn nun funktioniert und wo die Behandlung ansetzen sollte.

So bildet die Gestalt als das, was vorliegt, geschieht, sich bildet, den Gegenstand, der wissenschaftlich zu untersuchen ist, und zwar im vorliegenden Fall mit dem Verfahren der 'Beschreibung und Rekonstruktion' (s. Kap. 4.2). Diese Gestalt kann sich in einer ersten musikalischen Improvisation abbilden, die ein Klient ähnlich 'behandelt', wie er auch mit anderen Situationen in seinem Leben umgeht, und die so seine Lebensmethode zeigt.

Aber auch innerhalb des Behandlungsverlaufs können sich immer wieder andere, neue Gestalten herausbilden und entwickeln. Auch diese gilt es unter den Aspekten einer morphologischen Sichtweise - den 'vier Behandlungsschritten' (s. MÜLLER, S. 125ff dieses Bandes) - zu strukturieren, um den Entwicklungsprozeß des Seelischen erfassen zu können.

4.2. Das Verfahren der 'Beschreibung und Rekonstruktion'

Mit der morphologisch-musiktherapeutischen Methode der 'Beschreibung und Rekonstruktion' kann eine musikalische Improvisation im Zusammenhang mit dem übrigen Material wissenschaftlich untersucht werden.

Mit ihr können eine spezielle musiktherapeutische Diagnose und ein Behandlungsauftrag festgestellt werden, wobei eine gründliche und ganzheitliche Betrachtung des Falles gewährleistet ist. Es geht darum, etwas über die Wirkung der improvisierten Musik zu erfahren und über ihr Zustandekommen und damit Einsicht in die Lebensmethode und die seelische Konstruktion der KlientIn zu gewinnen.

Im 1. Schritt der Beschreibung und Rekonstruktion wird die Ganzheit einer Improvisation beschrieben, betrachtet und zu erfassen versucht. Dies geschieht auf einer Grundeinsicht der morphologischen Psychologie, nämlich daß Seelisches sich Seelischem durch ein Sich-Mitbewegen-Lassen mitteilt.

Die Musik wird einer Gruppe von fachbezogenen HörerInnen vorgespielt, die keinerlei Vorinformationen über die Person der KlientIn hat. Nach dem Hören schreiben die Gruppenmitglieder auf, was sie an Eindrücken, Bildern, Phantasien und Gedanken während des Hörens erlebt haben. Das in dieser Musik als Ganzes Wahrgenommene wird in einem anschließenden Zusammentragen und Vergleichen in eine Art Zusammenfassung oder in einen Titel gebracht. Die Vielfalt der einzelnen Eindrücke gewährleistet so eine größtmögliche Komplexität und Objektivität.

Im 2. Schritt - der Binnenregulierung - wird analysiert, wie dieser Eindruck mit welchen musikalischen Mitteln zustande gekommen ist. Die Art des Zusammenspiels, die Struktur, immer Wiederkehrendes und Neues sowie Parallelen zu musikwissenschaftlich Bekanntem geben Aufschluß über die 'Machart' der Improvisation und zugleich über die Lebensmethode des Klienten, mit der er seine Wirklichkeit behandelt. Die Binnenregulierung kann zeigen, wie das Seelische vorgeht, wie es etwas herstellt, was es betont oder beiseite läßt, wie und wo es scheitert.

In dem 3. Schritt - der Transformation - wird dem 'Sich-Mitbewegen-Lassen' durch die Musik das übrige Material aus Anamnese und anderen Erfahrungen und Beobachtungen gegenübergestellt. So kann Einseitigkeit in der Untersuchung vermieden werden, zumal in der 1. Improvisation manchmal nur ein Pol der Ganzheit der Person sichtbar oder hörbar wird und Paradoxien erst an anderer Stelle auftauchen. Hier soll das Ganze der vorliegenden Fakten im Zusammenhang betrachtet, 'ins Bild gerückt' werden.

Eine weitere Vertiefung der Erkenntnisse bringt die Betrachtung des bisherigen Materials im 4. Schritt - der Rekonstruktion. Hier wird das Ganze nochmals unter Hinzunahme eines wissenschaftlichen Bezugsystems, wie z.B. eines Modells der Entwicklungspsychologie oder des morphologischen Konzeptes der seelischen Gestaltbildung bearbeitet. In diesem 4. Schritt geht es darum, "ein Bild des Patienten zu entwerfen, das keine bloße Ansammlung von Störungen, Mängeln und Symptomen ist, sondern in dem das Funktionieren des Ganzen ebenso deutlich wird wie die Störungen und Konflikte, in die das Ganze notwendig gerät, oder die Grenzen und Behinderungen, an die es immer wieder stößt" (TÜPKER 1988, S. 77).

5. Fallstudie:
Wie Martin durch Musiktherapie seinen Spielraum entdeckt und zu nutzen lernt

5.1. Der Spielraum wird erkundet (1. - 3. Stunde)
Beschreibung und Rekonstruktion

Im ersten Teil der Darstellung werden mit dem bereits beschriebenen morphologischen Verfahren der 'Beschreibung und Rekonstruktion' eine erste gemeinsame Improvisation, die Protokolle der drei ersten Stunden und das ganze bis dahin bekannte Material zur Vorgeschichte untersucht.

Die im folgenden bearbeitete Musik entstand gleich zu Anfang der 1. Stunde mit Martin, nachdem wir zusammen die Tonstäbe auf den noch leeren Rahmen eines diatonischen Xylophons aufgelegt hatten. Allerdings war der unterste Ton c nicht auffindbar.

Trotzdem begann Martin sogleich darauf zu spielen und versuchte verschiedene Motive zu erfinden. Sehr schnell blieb er bei einer sehr rhythmischen Figur und war damit einverstanden, daß ich ihn begleitete. Den ersten Versuch wollte er mich noch nicht aufnehmen lassen, sondern lieber erst probieren.

Danach spielten wir kurz nacheinander zwei weitere Improvisationen (s. Notenbild im Anhang). Diese wurden innerhalb eines Seminares einer Gruppe von MusiktherapiestundentInnen im Zusammenhang vorgespielt und dann von ihnen beschrieben. Die einzige Vorinformation für die HörerInnen war:

Der Klient ist 11 Jahre alt und spielt Xylophon, die Therapeutin spielt Klavier.

5.1.1. Ganzheit
Erste Beschreibung:
- Ein Garten voller Sonne und Blumen, ein Kind hüpft hindurch, sorglos, ohne Ziel.
- Gibt es kein Außerhalb dieses Gartens?
- Eine eigene, kleine, geschlossene Welt.
- Das hüpfende Kind gerät ins Stolpern, hält immer wieder inne, um sich klarzuwerden, was und wohin es will.

- Etwas fehlt ihm, es kommt nicht darauf, was.
- Es wird schwerfällig und müde, droht zu fallen.

Zweite Beschreibung:
Hüpfen, tanzen, Fröhlichkeit, übermütig;
Gleichmaß, auf Dauer eintönig, ständige Wiederholungen.

Dritte Beschreibung:
kindlich, Zeichentrickfilm, "Olek und Bolek ";
nett, freundlich, langweilig, hüpfend, wie in einem lustigen Spiel, sorglos, harmlos.

Vierte Beschreibung:
Lauf nicht weg, ich brauche dich doch, verrate mich nicht, ich bin doch da.
Die stetigen Wassertropfen, die vom Felsen herabfallen, können nicht in Fluß kommen; es kann kein Fluß entstehen, weil zuviele Steine im Weg sind.
Hämmerndes, Klopfendes, Anpochendes, immer wieder.
Es macht mir Spaß da weiterzumachen, wo das andere aufhört; es ist aber sehr schwer, das andere zu bewegen, also mache ich bei dem einen weiter.
Rauschendes vermeide ich, weil ich nicht weiß, wie das Rauschen sich anfühlt.

Fünfte Beschreibung:
- Wo bin ich? Wegstreben und doch auf der Stelle bleiben.
- Nicht vorwärtskommen.
- "freundlich".

Sechste Beschreibung:
- Ein Kinderspiel,
- der Clown wirft jemandem rote Bälle zu, manchmal werden sie gefangen, manchmal fallengelassen.
- Ein endloses Spiel;
- kann auch langweilig werden.

Siebte Beschreibung: (nach 1. und 2. Improv. unterteilt)
a) Kinderlied - zum Tanz auffordernd, gebremst - zaghaft - sich im Kreise drehen (Kreisel).

b) fordernder - Platte, die einen Sprung hat - nervenaufreibend - mehr ein Üben als ein Improvisieren - nicht vorwärtskommend - suchen und nicht finden.

Achte Beschreibung:
- anemandelidelum - klebrig, fest,
- Abhängigkeit,
- keiner traut sich, sich von dem anderen zu entfernen.
- Die Monotonie hämmert in meinem Kopf, meine Kopfschmerzen werden doller - Musik nervt,
- klingt in meinen Ohren/meinem Kopf noch lange nach Abstellen des Gerätes nach.

Neunte Beschreibung:
- "Ich laß mich nicht stören!"
- gezwungen,
- nach Regentropfen mit der Fliegenklatsche schlagen;
- unstimmig,
- im Gleichschritt auf getrennten Wegen - 'un-erhört';
- im selben Boot mit selbem Ruderschlag in verschiedener Richtung. Das Boot dreht sich.

Zehnte Beschreibung:
Pinocchio übt 'Loslaufen und Anhalten'. Es fällt ihm schwer, weil er eigentlich ein wilder, ungehemmter Junge ist, der losstürmt wie ein kleiner Orkan, nicht zu halten ist und alles umfegt. Neulich war sein Vater aber wieder so traurig, weil er alles umgeworfen hatte und viele der schönen Schnitzereien dabei zerbrochen waren. Da war auch Pinocchio ganz traurig, und deshalb hat er sich jetzt fest vorgenommen, nur 5 oder 7 Schritte loszurennen und dann sofort zu bremsen. Es gelingt ihm schon sehr gut. Ob das von langer Dauer ist?

Nun gilt es, die Gestalt dessen, was in dieser Musik 'gewirkt' wurde und als Eindrücke von den einzelnen Hörern wahrgenommen wurde, zu untersuchen auf Gemeinsamkeiten, Gegensätzlichkeiten, Ergänzungen, Variationen oder auch Paradoxien.

Auffallend häufig geht es in den Beschreibungen um kindliches Sein und Tun:
hüpfendes Kind (1)

kindlich, Olek und Bolek (Kinder aus Zeichtrickfilm), Spiel (2 u. 3), Kinderspiel (6)
Kinderlied (7), Kinderreim: anemandelidelum (8)
Kindergeschichte von Pinocchio (10)
Hier entsteht ein Bild von einer kindlichen Idylle. Sorgloses und friedfertiges Spiel wird dann aber gebrochen von Eindrücken wie:
Stolpern, müde, gefangen im Garten (1)
übermütig, eintönig (2)
kann langweilig werden (6)
nervenaufreibend (7)
klebrig, fest, nervt (8)
gezwungen (9)
Da entsteht eine Spannung zwischen den beiden Bildern, zwischen zwei Seiten, scheinbar verkörpert durch die beiden Instrumente. Plötzlich kommt die anfängliche, fröhliche Bewegung in den Bildern der Hörer zum Stillstand:
Innehalten, etwas fehlt (1)
Es darf nicht ins Fließen kommen (4 und 9)
Wegstreben und doch auf der Stelle bleiben - nicht vorwärtskommen (5)
die Platte hat einen Sprung (7)
die Monotonie hämmert (8)
im selben Boot mit selbem Ruderschlag in verschiedene Richtungen; das Boot dreht sich (9)
Pinocchio bremst sich; Zweifel, ob das hält (10)
Das Sorglose ist gebrochen, die Kindlichkeit wird gebremst. Das Ganze zerfällt in zwei Teile. Eine Gegenkraft, die das Fließende hemmt, wird von den HörerInnen als Zwang erlebt, ausgedrückt durch das gleichmäßig hämmernde Klavier. Ebenso wie in den Bildern kommen auch im Nachgespräch erst nach einer Weile die Widersprüche heftiger heraus:
Warum diese Sucht nach Gleichheit, Monotonie und nicht mehr Distanz? Das Klavier hätte weniger Rhythmus, lieber mehr Tragendes, Unterschiedliches spielen sollen, damit das Xylophon mehr Raum gehabt hätte. Das Klavier stört, ist zu aufdringlich, spielt nicht einmal (harmonisch) richtig. Da ist Wut, daß das Eigene aufgenommen, weggenommen wird und das Klavier damit wegläuft. Das Xylophon konnte sich ja selbst nicht hören! Durch die Wiederholungen im Klavier hatte das Xylophon gar keine Freiheit, war eingezwängt und abgestoppt!
Nun wird ganz deutlich, daß es zwei gegensätzliche Strebungen gibt in dieser Musik, eine kindlich sanfte und eine aggressiv unge-

stüme Seite, die nicht zueinander passen und (die Beschreiber) aggressiv machen. Die Hörer laufen Gefahr, die Musik ganz auseinanderzureißen, indem sie sich mit der einen Seite identifizieren.erst der Hinweis, daß diese Improvisation nur als Ganzheit gehört zu verstehen ist und Aufschluß über die seelische Formenbildung des Klienten geben kann, bringt die Einsicht: Dies ist die Szene, die der Klient hergestellt hat. Das Xylophon wollte das so, wollte nicht heraus und sich mehr hören. Das Klavier hat seinen Part zugewiesen bekommen und verstanden quasi als Zaun, Stütze, Halt, damit 'Pinocchio nicht wieder alles umrennt'.

Hier hat der Klient zunächst einmal musikalisch seinen Spielraum abgesteckt und der mitspielenden Therapeutin ihre Aufgabe zugewiesen, nämlich Be- oder Umgrenzungen anzubieten und auch durchzuhalten.

Somit ist man sich musikalisch schnell einig geworden, aber doch nicht so ganz. Irgendetwas stimmt nicht. Es bleibt ein ungutes, unsicheres, angespanntes Gefühl, so als sei etwas noch unausgesprochen. Viele Fragen bleiben offen:

Woher kommt die Differenz? Was bremst das Kindliche, das Fließende denn ab und warum? Was tritt auf der Stelle und geht nicht weiter in dieser Musik, und wie könnte es wieder in Gang gebracht werden?

Ich möchte die Fragen und Eindrücke des bisherigen Materials deshalb folgendermaßen zusammenfassen: "Kindlich sorgloses Spielen wird gebrochen und durch starre Umgrenzungen abgebremst. Was ist hinter der Begrenzung?"

5.1.2. Binnregulierung

Nachdem im ersten Schritt dieses Verfahrens herausgearbeitet wurde, welche Gestalt sich denn als Ganzes abgebildet hat, geht es nun im 2. Schritt darum, durch eine musikalische Analyse zu untersuchen, wie sich dieser Eindruck von der Musik her reguliert. Welche musikalischen Mittel wurden wie eingesetzt? An den Details wird zu prüfen sein, welche Struktur das Ganze aufweist, welche Melodik, Harmonik, Rhythmik, welche musikalische Entwicklung stattfand. Es geht darum, die Gliedzüge zu erkennen und auf das Ganze zu beziehen.

Ich werde mich dabei auf die eingehendere Betrachtung der 1.Improvisation, besonders deren Anfang und Ende beschränken und dieses mit der 2. Musik vergleichen, wo es um Analogien oder Gegensätzlichkeiten geht (s. Notenbild im Anhang).

a) Die Struktur

Das Xylophon beginnt auf dem Ton d als dem untersten Ton des Instrumentes, da das c fehlt.

Es probiert ca. 6 Takte allein, wobei es ein musikalisches Thema oder Motiv entwickelt. Als dies zu erkennen ist, kommt das Klavier in den nächsten 4 Takten mit einigen Baßgrundtönen dazu, versucht dann das Motiv aufzugreifen, zu beantworten, indem es dieses rhythmisch imitiert, aber melodisch variiert.

Beide Improvisationen sind kurz und stark strukturiert. Es gibt verschiedene Sinnabschnitte von meist 8 bis 10 Takten, die noch aufgeteilt sind in 2-, 4- oder 6-taktige Teilabschnitte. Nach jedem dieser Sinnabschnitte könnte ein Schluß kommen oder eine neue Variation.

Die Kürze und Einfachheit des Motives, die dauernde Wiederholung und die immer gleichen Strukturen erinnern an Kinderreime oder -spiele, wie sie auch in den Beschreibertexten für 'das Kindliche' auftauchen.

Hier zeigt sich aber auch schon, wodurch die Musik auf Dauer als langweilig, eintönig oder monoton empfunden wird: Obwohl sich in der Dichte der Musik eine gewisse Spannung aufbaut, kommt es nicht zu einem Höhepunkt und zur Entspannung; es kommt nichts mehr Neues hinzu.

b) Das Motiv

Das Motiv besteht aus einem Takt mit drei gefüllten Zählzeiten und einer Viertelpause. Diese Pause wirkt in der ersten Improvisation wie ein wichtiger Treffpunkt für beide SpielerInnen und wird nur manchmal überspielt.

In der 2.Improvisation macht das Xylophphon ein festes Schema daraus: 2 Takte mit Viertelpause auf 4 / 1 Takt mit Abwärtsfigur auf 4 / 1 Takt mit Viertelpause auf 4. Diese metrische Gestalt wird dann in allen Improvisationen dieser Stunde durchgehalten.

Das Notenbild der ersten Takte zeigt die Entstehung und die Konstituierung des Motivs. Aus oktavierendem Ausprobieren des ganzen Klangraumes des Instrumentes entwickelt sich das Motiv mit einem großen Intervallsprung vom repetierenden Anfangston d aus nach oben. Diese punktierte Tonwiederholung auf d ist wie das

'Auf-der-Stelle-Trippeln' vor einem großen Schritt oder Sprung in die Weite. Es schafft Konzentration und Spannung, bevor der Intervallsprung nach oben und dann zum nächst tieferen Ton abwärts geführt wird. Dies macht den Eindruck, als wolle das Xylophon noch höher hinaus, könne aber noch nicht, denn es bleibt bei dieser Figur und beginnt wieder von vorne mit einem neuen Versuch.

Das Ausgreifen eines Anfangsmotives von einer punktierten Tonwiederholung zur Quart oder zu größeren Intervallen hat etwas Feierliches, Heroisches wie bei einer Fanfare, Ouvertüre oder einer Intrade - jemand Starkes, Großes, und Mutiges wird angekündigt -, wenn dieses Intervall auf den betonten Taktteil des 4/4 Taktes, nämlich auf 3 fällt, wie es dann im Klavier auftritt.

Beim Xylophon aber erscheinen die größeren Intervallsprünge schon auf dem 2. Achtel der unbetonten Zählzeit 2 und führen auf 3 zum darunterliegenden nächst kleineren Intervall. Dadurch erscheint der Intervallsprung nach oben eher wie ein Auftakt zu einem vorläufigen Schlußpunkt. Das Ganze wirkt so, als sollte etwas wieder zurückgenommen werden, als sollte es jetzt noch nicht so hoch hinausgehen. Der so kühn angesetzte Melodiebogen wird durch die folgende Pause abgebrochen oder abgebremst, auch wenn er zeitweilig abwärts geführt wird durch füllende Achtel oder Viertel. Der Eindruck des 'Gebrochenen' wird so vom Klienten zunächst selber hergestellt und dann vom Klavier z. T. mitgemacht.

c) Differenzen

Das Klavier beantwortet dieses Motiv mit der zwar gleichen rhythmischen Figur auf einem repetierenden Ton, führt aber den Intervallsprung als Quart nach oben erst auf dem Schwerpunkt 3 aus und betont damit mehr das Aufstrebende und Fordernde des Motives. Dadurch entsteht eine Spannung zwischen dem 'Hinauswollen' und dem 'Abbremsen'.

Harmonisch bewegt sich das Klavier nur zwischen Tonika und Dominante, wodurch eine einfache, klare Struktur mit fortlaufenden Schlußbildungsfloskeln und vielen kleineren Spannungsbögen entsteht. Dies kann den Eindruck erwecken, als würden dauernd kleine Anlaufbewegungen abgestoppt und als würde das Klavier dem Xylophon nicht mehr Raum geben.

Melodisch macht es aber auch Versuche, einen Zusammenhang durch größere Phrasierungsbögen von mehreren Takten zu schaffen.

So entsteht durch mehrere aufgereihte, kleine Strukturen teils etwas Zusammenhängendes wie eine Geschichte (Beschr. 1 und 10), teils auch das Gefühl des 'Auf-der-Stelle-Tretens' oder des Stillstandes. Die Paradoxie der 'stehenden Bewegung' zeigt sich dann auffallend im Mittelteil der 1. Improvisation, als das Klavier das rhythmische und melodische Gerüst verläßt und in weiter Lage und gleichmäßigen Vierteln nur eine Art harmonische Klangstütze geben will, um dem Xylophon Raum für andere Formenbildungen zu geben. Hier schlägt das Xylophon immer nur einen Ton repetierend an, tritt auf der Stelle, sucht dann im Sprung in die Oktave, bis es endlich das Anfangsmotiv wiedergefunden hat. Beide Improvisierenden sind während des Mittelteils etwas ins 'Stolpern' oder 'aus dem Tritt' gekommen und hätten sich beinahe verloren.

Das Wiederfinden des Motivs ist dann wie eine Erlösung oder besser 'die Lösung', was sich in der 2. Improvisation bestätigt.

Der Schluß wird vom Klavier mehrmals angeboten, aber vom Xylophon nicht angenommen. Es scheint noch nicht das Richtige gefunden zu haben. Als das Klavier schließlich mit einem deutlichen Ritardando schließen will, findet das Xylophon die überraschende Wendung, indem es in hoher Lage einen aufsteigenden Melodiebogen zurückführt auf den Grundton c: c- e,f,g -c.

Harmonisch bewegt sich das Stück im Klavier in C-Dur, Tonika und Dominante stets wechselnd. Das Xylophon schwankt wegen des fehlenden c's zwischen dem dorischen Moll und einem G-Dur, wenn es das f vermeidet. So scheint es vorübergehend zur Dominate des Klaviers zu passen, fällt aber bei den Abwärtsfiguren mit seinem f gleich wieder heraus.

So gibt es im Harmonischen eine echte Differenz zwischen den beiden SpielerInnen, welche aufgrund äußerer Bedingungen (Unachtsamkeit der Therapeutin) wohl vorgegeben war, anderseits einer vorhandenen Spannung Ausdruck verleiht. Es gib in dieser Musik eine schnelle Einigung im Rhythmischen und im Einhalten der Pause, aber im Harmonischen bleibt eine Differenz, welche zunächst aber nicht so auffällt, weil sie zu guter Letzt doch noch aufgelöst wird.

Der Klient zeigt am Ende der 1. Improvisation viel Geschick darin, ohne sich von seinem Eigenen abbringen zu lassen, zu einer Einigung mit dem Andern zu kommen: Er findet diese vorsichtig tastend in seinen letzten 5 Tönen, einer gelungenen Schlußbildung, welche die Grundtonart des Klaviers und ja auch eigentlich die seines Instrumentes trifft.

d) Analogien und Gegensätze in der 2. Improvisation

Die 2. Improvisation vertieft die angedeutete Differenz dann noch. Im Xylophon erscheint ein festes 4-Takte-Schema, das nun unbeirrt gegen alle anderen Angebote des Klavieres durchzuhalten versucht wird und wie eine starre Abgrenzung erscheint.

Im Mittelteil kommt man wieder ein wenig ins Stolpern, aber Rhythmus und Tempo scheinen das Ganze wie von selbst weiterzutreiben, ohne die Aussicht auf ein mögliches Ende. So kommt der Schluß plötzlich und einseitig. Das Xylophon hört einfach auf, während das Klavier noch schnell eine Schlußwendung bringt.

Ist dieser plötzliche Schluß ein Aufgeben des Xylophons - oder eine Notlösung? Er klingt nach: Jemanden einfach stehenlassen und schnell weggehen. Musikalisch gesehen fehlt jede Hinführung zu einer Schlußbildung, so daß es nicht zu einem gemeinsamen Schluß als Einigung kommen kann.

Etwas Groteskes, ein Nebeneinander von Unpassendem hat sich manifestiert. Durch das konsequente Abwärtsführen des Motives vom Sextsprung **d - h** über **a - g - f** ist der Part des Xylophones nun eindeutig im Dorischen mit der charakteristischen dorischen Sext als Auftakt zur Dominante a gelandet. Diese Sext schafft einerseits Raum, begrenzt ihn aber nach oben endgültig auf die 6 möglichen Töne. Damit ist das Motiv erstarrt und grenzt den Spielraum ein und ab. Das Klavier bleibt genauso konsequent und starr in den bisherigen Harmonien. So stehen das nüchterne C-Dur im Klavier und das mehr schwebende d-moll im Xylophon völlig unverbunden nebeneinander. Durch die häufige Imitation der Abwärtsfigur im Klavier ist auch die Pause nicht mehr verbindlicher, einender Treffpunkt. Selbst der punktierte Rhythmus des repetierenden Tones wird vom Klavier zeitweilig ganz aufgegeben. So gibt es kaum noch Zusammenpassendes und ein 'Sich-Reiben' in der drangvollen Enge der dissonanten Harmonien. Dies mag die aggressiven Empfindungen der Beschreiber und den Eindruck eines Abbremsens des Kindlichen vertieft haben.

Das starre Festhalten beider SpielerInnen am Eigenen kann das 'gezwungene Gegeneinander' ausmachen, das 'nervt' und Kopfschmerzen hinterläßt, weil es sich nicht auflöst.

Fallstudie / Beschreibung und Rekonstruktion 45

e) Das Zusammenwirken der beiden Improvisationen

In der Analyse hat sich gezeigt, wie notwendig es ist, beide Stücke zusammen zu hören und auch genau zu untersuchen. Wo das Nebeneinander dieser beiden Improvisationen beim einmaligen Hören zunächst nach 'Immer-das-Gleiche' klingt, wird durch die Analyse klar, daß sich dies erst im Laufe des Musizierens entwickelt.

Die 1. Improvisation für sich gesehen vermittelt ja den Eindruck, daß Martin etwas Eigenes entwickeln, fortführen und zu Ende führen kann im Miteinander und Aufeinanderhören. Die 2. Improvisation stellt diesen Eindruck jedoch sehr in Frage. Nun wird Eigenes im immer gleichen Schema durchgesetzt und im Nichteinlassen auf anderes bewahrt. Alles wird fest, bleibt stehen, hört einfach auf, wie der Schluß: schwebend und unvermittelt, ohne 'Grund'(ton).

Ist bei der 1. Improvisation etwas ins Fließen gekommen, das besser nicht fließen sollte oder zu gefährlich werden könnte? Fühlte sich Martin wie 'Stehengelassen' im Mittelteil der 1.Improvisation, gab es zuviel 'Unbegrenztheit' und zuwenig Resonanz oder eine Angst, die nicht sein durfte und in der 2. Improvisation 'überspielt' werden mußte?

Bestimmte Bedingungen müssen demnach erfüllt sein, damit Martin musikalisch kreativ sein und in Beziehung treten kann. Ein einmal gefundenes Motiv muß entsprechend beantwortet und mit Zuverlässigkeit durchgehalten werden. Auflösung von Strukturen führt nicht zu neuen Einfällen, sondern zu ständiger Wiederholung und Verfestigung.

Martin braucht ein sicheres Gerüst, das ihm genügend Halt bietet und ihm zugleich Spielraum genug läßt für eigenes Probieren.

5.1.3. Transformation

Im nun folgenden Teil geht es darum, "etwas über den Stellenwert der Improvisation und damit ihre Aussagefähigkeit für das Ganze des seelischen Geschehens, das wir zu behandeln suchen, zu erfahren" (TÜPKER 1989, S. 11).

Dazu muß das ganze übrige Material über den Patienten wie alle eigenen und fremden Angaben zur Anamnese, das Auftreten und Verhalten des Patienten in den Therapiestunden, aktuelle Konflikte und Situationen aus dem Alltag, sowie Beobachtungen und Einfälle der Behandelnden herangezogen und auf weitere Ergänzungen, Entsprechungen oder Widersprüche, Varianten und Auslegungen untersucht werden. "Umwandlung bezieht sich hier also nicht auf die Veränderung, in die der Patient durch die Behandlung gerät, sondern auf den Untersuchungsvorgang selbst, meint die Umwandlung unserer Sichtweise im Hinblick auf das, was hier wohl 'der Fall' ist" (ebd., S. 12).

a) Erste Begegnung

Sofort nach den Osterferien lerne ich während eines Besuches bei Frau A. die Kinder in ihrer Freizeit kennen.

Frau A. läßt Martin rufen mit der Begründung, sie wolle wissen, was er macht. Zuerst ist er etwas mißtrauisch und rechtfertigt sich sofort, daß er oben nur gespielt habe.

Dann steht er ein bißchen herum und spielt schließlich am Billardtisch, während Frau A. sich mit mir unterhält. Ich schaue ihm zu und frage einmal nach den Spielregeln. Es scheint ihm nicht unangenehm zu sein, daß ich danebenstehe, sondern ihn eher zu besonders intensivem und ausdauerndem Spiel anzuspornen.

Martin wirkt sehr schmal und etwas verkrampft. Das Gesicht und der Kopf erinnern mich an einen Luchs oder einen Raubvogel. Die dunklen Augen sind prüfend und wachsam, so als 'wittere' er etwas. Er benimmt sich beinahe zu ordentlich und angepaßt im Verhältnis zu seiner 'lausbubenhaften' Erscheinung.

Nach dieser Begegnung ahnt er schon, daß ich eine Therapeutin bin und prahlt mit dieser Erkenntnis überall herum. Damit zeigt er, daß er sehr genau beobachtet, aber auch, daß er Therapieerfahrung hat. Er benutzt seine Fähigkeit 'durchzublicken' auch sofort dazu, die beiden anderen für die Musiktherapie vorgeschlagenen Schüler X. und Y. negativ zu beeinflussen. Daraufhin lehnt die Mutter von Y. prompt eine 'Therapie' für ihren Sohn ab.

Damit ist wiederum eine Entscheidungsfreiheit für die beiden anderen Jungen ausgeschlossen, denn wenn Y. nicht zur Musiktherapie *muß* , können sie sich keinesfalls freiwillig *dafür* entscheiden. Da ihre Eltern in Absprache mit Frau A. die Therapie aus guten Gründen nicht ablehnen, *müssen* sie teilnehmen und fühlen sich nun auch noch von ihren Eltern im Stich gelassen.

Die öffentlichen Äußerungen von Martin über Therapie zeigen sehr viel Ablehnung und Vorurteile. Er könnte nun keine andere Haltung mehr dazu einnehmen, ohne sein Gesicht zu verlieren. So baut sich von Anfang an eine Spannung in ihm auf zwischen dem

Empfinden und dem Wunsch, durch die Musiktherapie Hilfe zu bekommen, und einem starken Widerstand gegen die ihm aufgezwungene Maßnahme zu seiner 'Besserung', wie er dies empfindet.

Schon in der ersten Begegnung zeigt sich Martins innere Anspannung und das Abbremsen von Kindlichem: Das normale kindlich-trotzige Aufbegehren, warum er vom Spiel weggeholt werde, verwandelt er schlagartig in ein Vorführen einer völlig kontrollierten Spielhaltung am Billardtisch. Zugleich ist durch meine Anwesenheit etwas Fremdes, Neues, ja Spektakuläres da, das seine Neugier, aber auch sein Mißtrauen weckt und ihn veranlaßt dazubleiben.

b) Zur Lebensgeschichte

"Martin hat bereits eine Karriere hinter sich, die nicht mehr viel hoffen läßt", berichtet Frau A. quasi als Überschrift zu Martins Geschichte.

Er ist elf Jahre alt und besucht dieses Internat seit einem knappen Jahr. Er lebt bei dem alleinerziehenden Vater - die Eltern sind seit längerem geschieden -, der sich aber aus beruflichen Gründen nicht ausreichend um ihn kümmern kann.

So wird Martin auch oft von den Großeltern am Wochenende hier abgeholt und betreut. Er ist nach Aussagen von Frau A. mit seinen elf Jahren schon aus drei Internaten verwiesen worden, was sie selbst bis vor zwei Wochen noch nicht wußte. Auch war er für einige Zeit in einer psychiatrischen Klinik, welche der Vater als 'Klapse' bezeichnet habe. (Diese Angaben sind nur z.T. richtig, wie sich erst später herausstellt).

Der Vater macht nach Frau A.s Mitteilungen einen sehr hilflosen Eindruck. Obwohl er stets harte Konsequenzen auf Martins Missetaten ankündige, verwöhne er den Jungen besonders in gemeinsamen Urlauben (aufwendige Auslandsreisen) sehr. Allerdings sei nicht ganz klar, was davon von Martin frei erfunden sei.

Über die Mutter hat die Erzieherin keinerlei Informationen außer einigen vagen Äußerungen der Großmutter, sie habe den Jungen früher häufig geschlagen.

Im Internat zeigt Martin eine blühende Phantasie, um bei seinen Mitschülern Eindruck zu schinden. Er ist sehr beliebt und sorgt für Unterhaltung während des Unterrichts und im Internatsleben.

Er zeigt sich sehr großzügig und 'spendabel' seinen Kameraden gegenüber, allerdings zum Teil mit gestohlenem Geld. Er hat über Monate hinweg seine Zimmerkameraden bestohlen und mußte schließlich mit harten Beweisen überführt werden, da er alles auf das heftigste bestritt. Gespräche und andere Maßnahmen waren wohl wirkungslos. Allein die Tatsache, daß er jetzt beim geringsten Vorfall sofort wieder in Verdacht geraten würde, scheint ihn an weiteren Diebstählen z.Zt. zu hindern.

Im Schulunterricht ist Martin vorlaut und sehr aggressiv. Seine Klassenlehrerin - eine etwas strenge junge Frau nach Frau A.s Angaben - fühlt sich durch sein Verhalten dauernd provoziert und völlig überfordert.

Es ist nur eine Frage der Zeit, wann er das Internat wieder verlassen muß, wenn sich nicht bald Grundlegendes an seinem Verhalten ändert.

Aus den wenigen Angaben über seine bisherige Geschichte wird deutlich, daß es bereits viele Abbrüche in Martins Leben gibt. Durch die Scheidung der Eltern bedingt wird er von einer Einrichtung an die andere weitergegeben ohne Rücksicht auf seine Bedürfnisse und Wünsche. Jedes Einleben, Aufbauen von Beziehungen und Vertrautwerden wird immer wieder beendet, weil er sich nicht anpaßt, eigensinnig ist, d.h. auf 'Eigen-sein' und Eigenheit beharrt.

Widersprüchlich und wenig hilfreich erscheint das Verhalten des Vaters zwischen Verwöhnen und harten Konsequenzen, wie man die Einweisung und den Aufenthalt in eine Kinder- und Jugendpsychiatrie auch verstehen kann.

Ebenso widersprüchlich erscheint es, daß die Erzieherin im Internat als seine Bezugsperson so wenig und so vage über Martins Vorgeschichte informiert wurde, obwohl gerade sie sich sehr für ihn einsetzt. Immer wieder muß sie sich um Kontakt und Zusammenarbeit mit den Angehörigen bemühen. Es entsteht der Eindruck, daß hier zusammen mit dem Kind auch alle Verantwortung für es abgegeben wurde.

Ein weiterer Abbruch seiner 'Einnistung' in dieser Einrichtung scheint unausweichlich und wird andere, härtere Maßnahmen nach sich ziehen. Aggressives und vorlautes Verhalten und Diebstähle sind die Maßnahmen, mit denen Martin antwortet und sich erzwingt, was er braucht: Aufmerksamkeit, Zuwendung, Spielraum, Respekt bei den andern Kindern und Kontakt. Damit provoziert er aber immer wieder neue grenzensetzende Maßnahmen, die seinen Spielraum nur noch mehr einengen. Das 'Wenn-Dann-Prinzip' findet seine Anwendung in gegenseitigen 'Zwangsmaßnahmen'.

Wo es kein gutes Ende gibt, gibt es auch keinen neuen, gelungenen Anfang und umgekehrt. Obwohl Martin immer wieder sich zu ändern verspricht, ändert sich nichts. Dies klingt nach ewigen Wiederholungen des Immer-Gleichen wie in der Musik und stellt erneut die Frage: Wer bremst, zwingt oder stoppt hier wen?

c) Aus den ersten 3 Therapiestunden

Zu Beginn der 1.Stunde erfaßt Martin eine große Neugier beim Anblick der Instrumente, besonders des kahlen Xylophonrahmens. Er versucht sich sogleich im Auflegen der Stäbe und im Spielen darauf. Es fesselt ihn sehr, und er will immer wieder probieren, verbessern und üben. Er sucht etwas Verläßliches, Gleiches, sein Motiv, womit er viele (sind es zuviele?) musikalische Angebote der Therapeutin am Klavier ausschlägt und stoppt.

Selbst beim späteren Wechsel auf den Drumcomputer bleibt die Grundstruktur des Motivs erhalten. Er will immer erst probieren, sich sicher sein, bevor wir zusammenspielen und es aufnehmen können. Beim ersten gemeinsamen Spielversuch spielt er ein paar Töne über meinen Schluß hinaus, was er sofort bemängelt. Beim 2. Versuch kommt es zu einem gemeinsamen, m. E. gelungenen Schluß, den er gut findet. Aber den 3. Versuch, in welchem er sein Motiv ganz unbeirrt durchhalten kann, findet er besser.

Daß ich noch einige Töne über seinen Schluß hinausspiele, findet er nicht schlimm. Die Hauptsache ist also, daß er nicht länger spielt als ich, nicht vom Schluß überrascht wird, sondern ihn selbst bestimmen kann.

Er übt dann sogar für sich noch mehrere Schlußbildungen. Wir vereinbaren ein Ritardando als Zeichen für das Ende und finden schließlich im folgenden Stück einen exakten, gemeinsamen Schluß. Damit ist er sehr zufrieden.

In den folgenden 3 Improvisationen am Drumcomputer setzt er als Zeichen einen Beckenschlag fest, mit dem er bestimmen will, wann Schluß ist. Obwohl ich dieses Zeichen dann doch zweimal verpasse, weil es zu plötzlich kommt, ist er sehr zufrieden und schließlich auch erschöpft. Er hat sich sehr angestrengt und zusammengenommen während des Spielens.

Und nun kommt er ins Erzählen, das nichts mehr von Abbremsen hat, als könne er lange Zurückgehaltenes nun endlich loslassen. Er erzählt freimütig von seinen Phantasien, die er vor der ersten Stunde gehabt habe: Er habe sofort gedacht, daß ich eine

Therapeutin und dies so eine Art Musiktherapie sei. Auf meine Frage, ob er so etwas kenne, meint er, er kenne das von so einer Kur her, aber das sei ganz anders gewesen. Dies hier fände er viel besser, besser als er gedacht habe. Er habe auch seinen Kameraden vorher schon gesagt, welche frechen und albernen Antworten er mir auf meine Fragen nach Alter, Familie usw. geben wolle.

Es scheint etwas ins Fließen gekommen zu sein, das schon etwas mit Beziehung und Vertrauen, vielleicht auch mit Hoffnung, zu tun hat. Gleich darauf folgt aber schon eine Einschränkung mit der Frage, wieso er das hier alleine machen müsse. Er möchte lieber mit seinen Kameraden Musiktherapie machen.

Eigensinn und Widerspruch tauchen hier auf als Begrenzung gegen das 'Insfließenkommen'. Durch hartnäckiges Wiederholen kann es abgebremst und so die Angst vor dem Einlassen auf Neues bewältigt werden.

Als ein weiterer Widerspruch erscheint Martins Gesicht und Auftreten zu Beginn der ersten Stunde: Er kommt mit einer Leidensmiene und klagt, ihm sei schon den ganzen Tag über schlecht. Diese Haltung eines Kindes, das leidet und umsorgt und getröstet werden will, ist sonst weder in der Musik noch anderswo vorgekommen. Sie verschwindet sofort, als ich Verständnis zeige und darauf eingehe.

Doch in der Anfangssituation und in den Improvisationen der 2. Stunde ist es stärker wieder da. Wieder erscheint er mit leidender Miene und Ratlosigkeit: Er hat zu nichts Lust und weiß nicht, was ihm fehlt. Mein Angebot, etwas für ihn zu spielen, wenn er so erschöpft sei, scheint ihm zu gefährlich zu werden und die Tendenz des 'Sich-fallen-lassens' abzubremsen. Er springt sofort auf und fragt, ob er wieder Drum-Computer spielen dürfe. Es entsteht ein mühsames, holprig-verschleppendes Spiel, so als wolle er damit die Qualitäten der Therapeutin prüfen: Rücksichtnahme, Einfühlung und Anpassungsfähigkeit. Dies wirkt wie eine Überprüfung, ob er sich evtl. auf diese Beziehung einlassen kann, ohne Übergriffe befürchten zu müssen.

Es scheint Wünsche und Bedürfnisse nach Regression zu geben, daß er in dieser 2. Stunde die Gegenseite der angestrengten, immer wachsamen, kontrollierenden Seite zeigt: die erschöpfte, überforderte Seite, die ausruhen und passiv sein möchte, und die traurige, einsame Seite, die sonst immer überspielt werden muß.

Letztere nehme ich wahr, als er sich ganz intensiv mit den Funktionen des Keyboards beschäftigt, bis er ganz alleine spielt und nicht mehr erreichbar erscheint. Ich spiegele dies in einer weiteren gemeinsamen Improvisation, indem ich zu seinem Rhythmus weicher und melodiöser in moll spiele. Als seine Gefühle durch den Klang des Klaviers so sehr hörbar werden, muß er dies schnell abbrechen.

Er kommt nun wieder in einen Erzählfluß mit Berichten von Fernsehsendungen, in denen 'Wunderkinder' großartige und frühreife Leistungen vollbrachten, von grausamen Fernsehsendungen, die er sich heimlich ansieht, wenn der Vater samstags abends ausgeht und von einer abenteuerlichen Ferienreise mit dem Vater auf einem alten Motorrad durch Italien und Frankreich.

Alle diese Geschichten bilden Martins Allmachts- und Größenphantasien ab, mit denen er das 'Insfließenkommen' von Gefühlen wie Trauer und Einsamkeit abbremsen und übertönen kann.

In der 3. Stunde scheint Martin seine etwas überkorrekte (Schutz-)Haltung aufzugeben und mehr er selbst zu werden. Über das Erzählen von Inhalten verschiedener Fernsehfilme kommt er nun direkt auf seine Größenphantasien und Sehnsuchtsbilder zu sprechen: Er wünscht sich etwas ganz Außergewöhnliches zu erleben, z.B. sich einfrieren zu lassen und viel später in einer ganz anderen Welt weiterzuleben. Oder zu erleben, wie die Erde ihre Umlaufbahn verlassen und in neue Welten gelangen würde. Hier wird das Rauschende nicht mehr aufgehalten, hier kann er sich in Allmachtsphantasien verströmen. Wohl klingen auch Ängste vor der Zerstörung der Erde, vor Wasser- und Luftknappheit und vor möglichen Angreifern an, die seine phantastische Lebensidylle jenseits aller irdischen Grenzen bedrohen könnten. Aber er weiß Auswege und will sich mit Waffen vor Übergriffen absichern.

Durch dieses Gespräch ergibt sich mein Vorschlag, eine solche Geschichte einmal selbst zu inszenieren und musikalisch auszugestalten. Martin geht gerne darauf ein und kann auch gleich eine zusammenhängende Geschichte erzählen und mit den verschiedenen Möglichkeiten des Keyboards begleiten. Ich selbst stütze das Ganze mit einem breiten Orgelklang, welcher das Raumschiff verkörpern soll. Als 'Captain Picard' auf seinem Raumschiff 'Enterprise' ist Martin ganz souverän, unangreifbar und selbst bei feindlichen Angriffen immer 'Herr der Lage'. Beim Kaffeetrinken im Raumschiff, der Ausgangssituation der Geschichte, scheint es weit weg von allem 'Irdischen' die gleiche Geborgenheit zu geben wie beim weihnachtlichen Treffen aller Verwandten bei den Großeltern, wovon er in der 2. Stunde erzählte.

In den Beschreibungen der SeminarteilnehmerInnen von der Anfangsmusik kamen diese Ausbreitungstendenzen und Allmachtswünsche kaum vor (nur 'Pinocchio' schien davon etwas zu wissen), waren aber als Unausgesprochenes, als das, was 'fehlt', spürbar. Die in der Musik vorsichtig zurückgehaltene, ungestüme Kraft bricht hier nun durch.

Martin ist über das Erzählen seiner Fernsehgeschichten dahin gekommen. Von diesen Fernsehbildern scheint er angefüllt, gehalten und umgeben zu sein wie von seinem Raumschiff als einer Art Schutzhülle. So fällt er nicht ins Leere, wenn er die 'Bremsen' löst, sondern in seine phantastischen Geschichten und Allmachtsphantasien, wo er nichts zerbrechen kann.

Diese Welt ist allerdings keine kindliche, sondern eine hochtechnisierte, komplizierte Erwachsenenwelt, eine mehr intellektuelle Welt mit nur wenig Gefühl und menschlicher Nähe. Kindlichkeit muß hier verleugnet und abgebremst werden. Dafür gibt es Macht und Ansehen.

R. FÜG (1989, S. 17 ff) versteht das Eintauchen der Kinder in solche Weltraumphantasien so, daß sie sich damit den Anforderungen der Realität und der Umwelt entziehen. Es hat den Anschein, als träfe dies auch auf Martin zu.

5.1.4. Rekonstruktion

In der Rekonstruktion gilt es herauszufinden, welche seelische Grundgestalt sich durch die besondere Art des Erlebens und Umgehens mit der Wirklichkeit bei dem Klienten herausgebildet hat. Sie ist als ein Versuch einer 'Lösung' dieses Menschen so geworden und muß von ihm aus auch so erhalten werden, selbst wenn sie sich als schlechte Lösung erwiesen hat. Wie diese Lösungsgestalt funktioniert und wo sie nicht funktioniert, soll nun mit Hilfe eines wissenschaftlichen Bezugssystems, in diesem Fall mit dem bereits dargestellten morphologischen Ansatz, untersucht werden.

Mit den 6 Gestaltfaktoren der Aneignung und Umbildung, Einwirkung und Anordnug, Ausbreitung und Ausrüstung (s. Kap. 4.1.) als den Grundbedingungen soll nun die seelische Gestaltbildung näher betrachtet werden.

Die Formenbildungen in der Musik zeigen, wo etwas entstehen kann und wo etwas vermieden wird. Die Lösungsgestalt der 1. Improvisation zeigt im Gesamtbild eine lebendige Entwicklung eines Geschehens mit einer gelungenen Schlußbildung, also eine geschlossene Gestalt in der Verwandlung. Es scheint bestimmte 'ideale' Bedingungen zu geben, unter denen das Seelische dieses Kindes funktioniert, sich zumindest für Momente unversehrt und gesund zeigt.

In der 2. Improvisation kommt jedoch manches zum Stillstand. Hat in der 1. Improvisation eine gute Aneignung des Materials wie Instrument, Töne, Rhythmus und im Gegenzug der Umbildung entsprechendes Umwandeln und Umstrukturieren stattgefunden, so bleibt die 2. Improvisation kleben am Immergleichen, wird fest und starr und vermeidet alle Möglichkeiten der Umwandlung. Die häufige 'Wieder-holung' durch die Imitation im Klavier reizt nicht zur Abgrenzung durch Anderes, sondern führt zu einem 'Wiederholungs-zwang', kommt nicht mehr los von dem, was der Klient sich einmal angeeignet hat. Das Wiederholen hat jetzt seinen 'Eigen(en)-Sinn', Eigenes muß behalten und verteidigt werden, Auflösung und Umgestaltung dürfen nicht zugelassen werden bis zur absoluten Enge und Unverrückbarkeit. Gibt es da eine Angst, (wieder) 'verrückt' zu werden, wenn man sich einläßt auf Wandelbares? Zuviele Umgestaltungen, Verrückungen hat es im Leben dieses Jungen gegeben ohne Haltemöglichkeiten für ihn. So sucht er Halt im Wiederholen von Bekanntem, einem selbstgefundenen musikalischen Motiv oder der phantastischen Fernsehserie vom 'Raumschiff Enterprise'.

Aber auch die Einwirkung muß kontrolliert werden. Wo Aneignung fest wird und Umbildung möglichst nicht stattfinden soll, kann nur eigenes Wirken und Bewirken zugelassen werden, niemand anderes darf Einfluß nehmen oder einwirken.

Martin muß sich abschotten gegen das Andere und wird so zum 'Macher', der seine Sache durchzieht und sich nicht beeindrucken läßt.

So ist denn auch die Wirkungseinheit der Anordnung sehr eingeschränkt. Wenn die Anordnung wie in der 2. Improvisation nur zu einer einzigen, absoluten, ordentlichen Struktur erstarrt und nicht mehr durchformend wirken kann, gibt es kein Miteinander mehr, jeder hält nur noch stur am Eigenen fest. So bleibt Unpassendes in der Musik als Dissonanz, im Internat aber als 'Unangepaßtheit' oder 'Verhaltensstörung' stehen und fordert Unnachgiebigkeit heraus. Irgendwann gibt es keine Versuche mehr zu 'harmonisieren', sich zu einigen, die Fronten verfestigen sich, und ein solch unangepaßtes Kind muß die Einrichtung verlassen.

Darum kann es auch keinen richtigen Schluß geben, denn der würde Umbildungen und Einwirkungen erforderlich machen. Es gibt nur Abbrüche, kein Anfang und kein Ende als gemeinsame Einigung, sondern nur einseitig 'vollendete Tatsachen' und Unvollendetheiten, wie wir sie bereits aus dem Lebenslauf dieses Jungen kennen. Sie werden sich - inzwischen von ihm selbst hergestellt - immer weiter so fortsetzen, wenn sich in dieser Gestaltbildung nichts ändert.

Aber da gibt es noch einen Gegenpol, einen Ausgleich, mit dem Martin sich sein Leben erträglich macht: Die Tendenz der Ausbreitung zeigt sich als Wunsch nach Mehr - Leben, nach einem Paradies und unbegrenzter Freiheit, hier als Abenteuer im Weltall oder auch auf der Motorradreise mit dem Vater. Als Kommandant des eigenen Raumschiffes unangreifbar zu sein oder das Verlassen der Erde aus ihrer Umlaufbahn zu erleben, sind Bilder einer starken Sehnsucht nach Weite und Grenzenlosigkeit, von Allmachts- und Größenphantasien wie sie bei extremen Ausbreitungstendenzen vorkommen. Es scheint so, als käme hier lange Zurückgehaltenes, Rauschendes überschäumend zum Ausbruch.

Das mehr verborgene Gegenbild dieser Ausbreitungstendenz zeigt sich zu Anfang der 2. Stunde als Wunsch nach Regression. Diese Seite wird aber schnell 'überspielt' durch das Bild vom Herrscher aller Himmel. Beide Bilder sprechen jedoch von einer Sehnsucht nach einem geschützten Raum.

Brilliant zeigt sich die Gegenseite der Ausbreitung, die Ausrüstung. Martin bedient, ja 'beherrscht' das Keyboard wie die Kommandobrücke eines Raumschiffes sehr gekonnt und erzählt dazu noch die Geschichte. Das ist nicht einfach, eine erstaunliche Leistung, sie zeugt von echtem Können. Hier kennt Martin sich aus, hier ist er zu Hause, obwohl es die hochtechnisierte Welt der Erwachsenen ist.

Aber diese Ausrüstung, dieses 'Rüstzeug' erscheint brüchig und zu weit weg vom wirklichen Leben. Sie wirkt eher wie eine Rüstung, die einen inneren Raum schützen oder auch verbergen soll.

Es gibt also zwei Extreme in der Gestaltbildung: Einerseits zwanghaftes Vermeiden von Umbildung des Angeeigneten und andererseits eine übersteigerte Ausbreitungstendenz. Aneignung und Umbildung müssen zusammen mit Einwirkung und Anordnung wieder in Fluß kommen, während das Übergewicht von Ausbreitung und Ausrüstung und die darin gebundenen schöpferischen Kräfte einfließen sollten in die gestaltenden Prozesse der anderen Wirkfaktoren.

5.2. Leiden-Können

Hier soll nun das 'Leiden-Können' des Klienten zusammengefaßt werden, wie es sich aus den 4 Untersuchungsschritten der 'Beschreibung und Rekonstruktion' erkennen läßt.

Es bildet zugleich den ersten Schritt der Analyse des Behandlungsverlaufes nach der Systematik der vier Behandlungsschritte (vgl. MÜLLER, S. 125ff dieses Bandes).

Es zeigt die Lösungsmethode, die zum Scheitern oder zur Krise führte, und die Widersprüche, die nicht miteinander vereinbart werden konnten. Das Leiden und das dabei entwickelte Können, dieses Leiden zu vermeiden, werden deutlich. Der Behandlungsauftrag der Musiktherapeutin wird sich daraus entwickeln.

Zwei 'Geschichten' umschreiben die Paradoxie von Martins Lebensmethode, die er immer wieder selbst herstellt und mit der er auch andere Situationen 'behandelt'.

Die eine ist die des kleinen, umzäunten Gartens, in dem das Kind im Wiederholen des Immergleichen zufrieden spielt, aber seine kindliche Spontaneität abbremsen muß.

Das andere ist die des Captain Picard in der 'Rüstung' seines Raumschiffes, der sich aller Angreifer souverän zu wehren weiß.

Den gleichen Gegensatz finden wir in dem überkorrekten, brav spielenden 'Lausbuben' bei der ersten Begegnung als auch in seinem Auftreten einerseits als großzügiger, beliebter Kamerad unter den Mitschülern und andererseits als stehlender, verhaltensauffälliger Internatszögling.

Hier ist eine starke innere Spannung zu spüren zwischen dem Innen und dem Außen, von Martin selbst konkret gemacht als Wunsch nach freiem Ausgang im Internat, den er sich, weil für Unterstufenkinder nicht erlaubt, einfach heimlich nimmt. Das Drinnen im Internat erscheint ihm zu eng, das Draußen lockend und spannend.

In der Binnenregulierung wurde bereits näher beschrieben, wie Martin selber seine Schlüsse zieht und Schlußpunkte setzt. Er tut es, ohne andere zu berücksichtigen.

Dies scheint seine Methode zu sein, um sich vor Enttäuschungen durch die Schlüsse anderer zu schützen. Wenn er einem bevorstehenden Ende zuvorkommt, indem er den Schlußpunkt setzt oder eine Entscheidung fällt, ist er vorbereitet und wird nicht vor vollendete Tatsachen gestellt und enttäuscht.

Dieses Abbremsen oder Abbrechen staut aber seine Wünsche und Bedürfnisse nach Mehr-Leben und Ausbreitung, die wiederum auf andere Weise befriedigt werden müssen.

Das geschieht, indem er sie, auf sich selbst zurückgezogen, auslebt in seinen Geschichten und Phantasien aus Fernsehbildern. In Allmachtsphantasien und im Überschreiten der realen Grenzen gibt es eine Entschädigung für Zukurzgekommenes und Unterdrücktes.

Mit seinen Bemühungen und Versprechungen, sich zu bessern, versucht er immer neue Anfänge, aber er kann sie nicht durchhalten. Durch irgendeine Veränderung oder Enttäuschung brechen sie spontan ab und schlagen um in aggressive Ausbrüche, was alle Hoffnungen auf Besserung zerschlägt. Dieses Umschlagen erscheint der Umwelt oft willkürlich und nicht nachvollziehbar, mehr wie ein Umschalten oder 'Kippen'. So provoziert er inzwischen selbst immer wieder Abbrüche und ein Verhindern von Einnistung und gefährdet damit seine Lebenslaufbahn.

Mit seinen Phantasien und Fernsehgeschichten scheint er sich ein inneres, unangreifbares Nest zu bauen, das die Außenwelt ausschließt und abwehrt. Das erschwert "die Integration der inneren Phantasien mit der äußeren Welt" (W. MAHNS 1987, S.15) und birgt die Gefahr einer weiteren Spaltung, je älter er wird. Diese Integration dürfte ein wichtiges Ziel in der Behandlung sein.

Sowohl das Bild des Kindes im Garten als auch das vom Kommandeur im Raumschiff erinnern an die Geborgenheit des Säuglings im Uterus der Mutter, sprechen von einer Sehnsucht nach Aufgehobensein und Versorgtwerden. Diese Bilder lassen eine Suche nach 'Erinnerungsspuren' in dieser Richtung vermuten und können Wege für die Behandlung anzeigen.

Die Gestaltung der 1.Improvisation und der Geschichte von der 'Enterprise' zeigen, daß er unter bestimmten Bedingungen 'Spielraum' sinnvoll und optimal nutzen kann. So ist zu vermuten, daß Martins Verhaltensauffälligkeiten nicht auf frühen Störungen basieren, sondern erst später durch das familiäre 'Chaos' verursacht wurden.

Das bisherige Material deutet auf starke Ängste vor Abhängigkeit und Verlassenwerden hin, weswegen Martin alles Kindliche verleugnet. Entwicklungspsychologisch gesehen scheint der Konflikt zwischen Abhängigkeit und Autonomie in der analen Phase (S. MENTZOS 1992, S. 124) nicht befriedigend gelöst, was zu einer "rigide(n) Polarisierung zwischen objektbezogenen und narzißtischen (Selbst)Bedürfnissen" (ebd., S. 125) führen kann.

Sein zwanghaftes Abbremsen von Fließendem und das Überschießen seiner Wünsche nach Ausbreitung und Mehr-Erleben bedürfen einer zuverlässigen Regulierung, eines 'umfriedeten' Raumes, in dem er selbst Grenzen und Spielraum finden und erproben kann, ohne immer wieder aus der haltgebenden Umgrenzung herauszufallen.

Hier bietet gerade die Musiktherapie vielfältige Ansätze zu kreativem Tun, zum 'Inszenieren' und zum 'Probehandeln'. G. LOOS (1982, S. 253) sieht im "Rhythmus die Verschmelzung aus fließender Bewegung und begrenzendem Halt", welches die "Möglichkeit des Auspendelns zu einem psychischen Gleichgewicht zwischen einengender Anpassung und überbordernder Eigenwilligkeit" eröffnen kann. Probehandelnd kann Martin im Spielraum Musiktherapie die Balance finden zwischen Internat und Zuhause und zwischen Drinnen und Draußen.

Als Behandlungsauftrag sehe ich, Martin in der Musiktherapie eine zuverlässige Einfriedung zu bieten, an der er sich orientieren und ausrüsten kann. Es geht darum, gemeinsame Schlüsse und Einigungen zu finden. Er sollte lernen, Grenzen und Vereinbarungen auszuhandeln und auszuhalten, Zurückgehaltenes auszudrücken, bevor es mit Überdruck herausbricht, und den ganzen inneren wie äußeren Spielraum auszuschöpfen.

5.3. Der Spielraum wird geprüft (4. - 17. Stunde)

Die musiktherapeutische Behandlung von Martin erstreckt sich bei Beendigung dieser Fallstudie über fast 1 Jahr mit ca. 40 Stunden und dauert auch danach noch an.

Die erste Phase der Behandlung von den Oster- bis zu den Sommerferien (4. - 17. Std.) ist die entscheidende Zeit für die Akzeptanz der musiktherapeutischen Arbeit bei allen Beteiligten. Zunächst als die ganze Behandlungszeit gedacht, deckt sie doch zuviel auf, als daß man es dabei belassen könnte.

Das ganze Ausmaß von Martins 'Störungen' zeigt sich jetzt und fordert die für diesen Jungen Verantwortlichen zur Stellungnahme und zum Einräumen einer wirklichen Chance heraus, wo er nicht wieder alleingelassen wird, sondern sich mit therapeutischer Hilfe anfangen kann zu wandeln.

Wegen der besonderen Dynamik und Dramatik des Geschehens stelle ich diesen ersten Teil ausführlicher dar. Ich werde den Verlauf der Behandlung unter den weiteren Behandlungsaspekten betrachten (vgl. MÜLLER, S. 125ff dieses Bandes) wobei das 'Methodisch-Werden' und erste Anzeichen für ein 'Anders-Werden' im Vordergrund stehen.

Auch wenn diese Aspekte hier nur zeitlich nacheinander beschrieben werden können, durchziehen sie den Behandlungsverlauf im Großen wie im Kleinen in einer Art Spiralbewegung oder auch im Hin und Her zwischen einzelnen Schritten. In manchen Phasen können bestimmte Aspekte "besonders hervortreten oder (die) dem Therapeuten helfen, den Hinblick auf das komplexe Geschehen zu strukturieren" (TÜPKER 1988, S. 81).

5.3.1. Methodisch-Werden (4. - 12. Stunde)

Das Methodisch-Werden des Klienten als 2. Aspekt der Analyse des Behandlungsverlaufes zeigt sich darin, wie er im Laufe der Behandlung immer wieder bestimmte Situationen umgeht. In der Methode der Therapeutin findet es sein Gegenüber und seine Antwort. So gestaltet sich der Behandlungsverlauf im Gegeneinander zweier Methoden mit der ihm eigenen Dynamik.

Von der 4. Stunde an nähert sich Martins Auftreten immer mehr dem Bild, das er auch im Internat von sich abgibt. Er zeigt nun sein ganzes Können, das er sich in seinem Leiden angeeignet hat: Mit zähem Widerstand und forschem Ausbreitungsdrang spürt er alle Begrenzungen auf, testet sie, indem er sie probeweise überschreitet, und fordert damit immer wieder Grenzsetzungen heraus.

Meine Methode des Mitgehens, des Einlassens und des Ernstnehmens seiner Einwände steht dem gegenüber und vermag ihn anfangs immer wieder zum Innehalten zu veranlassen, ihn aber auch anscheinend anzuspornen, sich noch zu steigern. Dies führt zu einem zähen Ringen und Verhandeln um die Einhaltung von Grenzen, das sich wie ein roter Faden durch die ganze Behandlung hindurchziehen wird. Martins Ambivalenz im Wunsch nach Nähe und Ablehnung von Nähe aus Angst, wieder verlassen zu werden, spiegeln sich im dauernden Wechsel von Einlassen auf Beziehung und Abbrechen derselben und führen schließlich in und nach der 12. Stunde zur Krise.

a) Martin zieht alle Register (4. - 9. Stunde)

Martin kommt etwas zu spät und hat eine sehr fadenscheinige Entschuldigung. Er hat heute keine Lust und fängt an zu bohren und zu fragen, zu hinterfragen und zu verdächtigen: Warum er hier alleine sein müsse, er fände es besser mit andern zusammen. Warum er nicht richtig Keyboard spielen und Noten lernen könne. Zunächst lehne ich ab, ihm Instrumentalunterricht zu geben, biete ihm aber an, daß er seine Keyboardnoten ja mal mitbringen könne. Wir könnten dann evtl. einen Teil der Stunde zum Üben verwenden.

Dann beschwert er sich, daß er vorher nicht gefragt worden sei, ob er diese Musikstunde überhaupt wolle. Außerdem möchte er in der Zeit lieber zum Schwimmen oder zum Fußballspielen gehen. Ich zeige Verständnis und bedaure, daß er nicht zum Schwimmen gehen kann. Für dienstags biete ich einen Stundentausch mit X. an, damit er wenigstens Fußball spielen kann.

Schließlich brechen sein Mißtrauen und alle Ängste aus ihm heraus: Was das denn hier sei? Eine Therapie oder so eine Art 'Seelenheilstunde'? Andere bräuchten das doch auch nicht. Ich meine, manche hätten doch auch z.B. Förderunterricht. Ja, was denn hier gefördert werden sollte, die Psyche vielleicht? Dies sei eine Therapie, und so etwas kenne er. Ich wolle ihn ja bloß ändern, beruhigen mit dieser Musik. Er wolle sich aber nicht beruhigen lassen, sondern so sein, wie er ist.

Ich antworte, daß ich ihn nicht ändern wolle, sondern ihm nur helfen wolle, so sein zu können, wie er wirklich ist. Warum ich dann hinterher immer etwas aufschreibe und die Musik auf Tonband aufnehme? Bestimmt würde ich Frau A. alles erzählen, was er hier macht, und dann würde er bestraft werden, wenn er sich schlecht benommen habe. Wem ich denn die Musik vorspielen würde, sicher jemandem vom Amt und dann würden sie ihn ins Heim stecken. Das gäbe es doch, oder?

Ja, das gäbe es, daß Kinder in ein Heim kämen, weil niemand für sie sorge, aber nicht er wegen dieser Tonbandaufnahmen, sage ich und frage, ob er glaube, daß ich so etwas tun würde. Er zuckt die Schultern. Daraufhin versuche ich zu deuten: "Du bist sehr mißtrauisch! Wer so mißtrauisch ist, muß viele schlechte Erfahrungen gemacht haben."

Während dieses Gesprächs hat Martin die ganze Zeit über am Keyboard und am Drum-Computer herumgespielt. Nach diesem letzten Satz von mir fängt er plötzlich an, richtig zu spielen. Darauf begleite ich ihn am Keyboard. Nun versucht er immer neue rhythmische Motive, gibt aber schnell auf, wenn es nicht sofort klappt, und ist sehr ungeduldig mit sich. Schließlich bedeutet er mir, ich solle auf der einen Hälfte des Drum-Computers mitspielen, während er auf der anderen Seite spielt. So klingt die Stunde sehr friedlich aus.

Mit dem Aussprechen seiner Ängste drückte Martin zunächst seinen heftigen Widerstand gegen die Therapie aus, zugleich war dies aber auch ein Vertrauensbeweis, bzw. ein Vertrauenstest. Durch meine Deutung fühlte er sich verstanden und zeigte daraufhin seine Bereitschaft, mit mir Musik zu machen, was einem Beziehungsangebot gleichkommt, noch eindeutiger in der Aufforderung zum gemeinsamen Spiel auf dem Drum-Computer. Für kurze Zeit tauchte hier wieder das Bild vom friedlich spielenden Kind im geschützten Garten auf.

Zur 5. Stunde kommt Martin sehr wortkarg und beginnt sofort viel Lärm zu machen. Er spielt zunächst etwas auf der E- Gitarre, dreht dann alle Knöpfe des Verstärkers bis zum Anschlag auf, läßt dazu die Computerrhythmen des Drum-Computer und des Keyboards so laut wie möglich spielen und bearbeitet zugleich noch das Fußpedal des Drum-Computers. Ich versuche ihn mit dem E-Baß zu begleiten und schlage mit einer Plastikrassel die Saiten, damit ich mich überhaupt hören kann.

Langsam beruhigt er sich und spielt dann auf dem Keyboard kleine Melodien in Terzen in normaler Lautstärke. Ich begleite ihn auf dem Xylophon in einer ähnlichen Motivik, aber dissonant dazu.

Auf meine Äußerung, die Musik habe nach sehr viel Wut geklungen und eigentlich wäre ein richtiges Schlagzeug dafür besser geeignet, meint er,das würde nicht gehen, das würde dann bestimmt kaputtgehen. Das sagt er sogar zweimal, und ich habe den Eindruck, daß er große Angst vor seinen Aggressionen hat.

Nun folgt wieder ein längeres Gespräch, in welchem er seinen Widerspruch erneut vorbringt: Heute wollte er so gerne zum Hockeyspielen. Er hasse Musik. Er würde seinem Vater sagen, daß er keine Musiktherapie wolle, dann brauche er nicht mehr zu kommen. Ich könnte es doch viel besser haben, wenn ich mich einfach krankmelden würde oder die Stunde ausfallen ließe.

Ich antworte, daß ich gerne hierherkäme und mit ihm arbeiten würde. Das verwirrt ihn einen Moment lang.

Dann will er mit mir darüber streiten, daß er nicht vorher gefragt worden sei und nicht hätte entscheiden können, ob er diese Stunden mitmache. Und überhaupt ginge es gar nicht um das Hockeyspielen. Wenn er wirklich dahin wolle, dann ginge er einfach. Das demonstriert er mir dann gegen Ende der Stunde, indem er zwar fragt, wie lange die Stunde noch gehe - "noch ca. 5 Minuten" ist meine Antwort - dann aber aufsteht und meint, daß er jetzt einfach gehen würde, und mich grußlos verläßt.

Daß Martin keine Entscheidungsmöglichkeit für oder gegen die Therapie hatte, ist etwas, das mich nach dieser Stunde wieder sehr beschäftigte.

Ich kam zu der Überzeugung, daß er mehr Selbstverantwortung und Mitspracherecht haben sollte, zumindest die Möglichkeit, einmal eine Stunde abzusagen oder zu verschieben. Später erfuhr ich von Frau A., daß das Hockeyspiel eine einmalige Veranstaltung war. Natürlich wäre ich damit einverstanden gewesen, die Musiktherapiestunde einmal zu verschieben oder ausfallen zu lassen, aber sie wollte keine Ausnahme machen.

Das Gespräch mit Frau A. darüber nährte aber auch wieder meine eigenen Zweifel, ob Martin nicht doch mit einer größeren Entscheidungsfreiheit überfordert wäre und den anderen Internatsklienten X. zu sehr beeinflussen würde.

In diesem Gespräch bemerkte ich erstmals den Druck der Verantwortung, unter dem Frau A. unbedingt für die Durchführung der Musiktherapie sorgen will, da ja sowohl der Vater als auch die Schule ihr alle Verantwortung für die Erziehung des Jungen überlassen haben. Wir alle gewannen aber etwas mehr Spielraum dadurch, daß wir vereinbarten, die Kinder sollten sich in solchen Fällen, wenn sie einmal etwas anderes vorhätten, direkt an mich wenden.

Entgegen meiner Erwartung, daß ich in der nächsten Stunde wieder scharf attakiert würde, verläuft die 6. Stunde sehr ruhig, fast sanft, so als hätte sich etwas gelockert bei allen. Diesmal legt Martin eine Kassette der 'Prinzen' auf und spielt auf dem Drum-Computer und dem Keyboard dazu. Dann singt er über ein Mikrophon mit schöner Stimme mit. Selber Lieder zu machen oder auch über die Texte der Lieder zu sprechen, lehnt er ab. Er findet, am besten seien die Lieder: "Geld, Geld, Geld, am liebsten wär ich Millionär" und "Der Mann im Mond" (ein etwas lyrisches Lied). Er schaut mich die ganze Stunde kaum an. Als er am Ende fragt, ob er jetzt gehen könne, wirkt er geradezu sanft, sehr klein und ein wenig traurig und gibt mir sogar die Hand zum Abschied.

Ich wollte das Thema der letzten Stunde über Ausnahmen und Absprachen der Therapiestunden nicht selbst ansprechen, sondern lieber abwarten, was Martin heute vorbrächte. Er schien ebenso unsicher zu sein wegen der letzten Stunde. So lag über dieser Stunde - sicher auch wegen der schwülen Gewitterluft an diesem Nachmittag - eine etwas tastende Unsicherheit auf beiden Seiten. Hatte sich der Druck insgesamt etwas gelockert, oder war dies nur die Ruhe vor dem Sturm?

Auch in der 7. Stunde zeigt sich Martin zunächst sehr kooperativ und freundlich. Er setzt sich ans Klavier und beginnt auf den schwarzen Tasten zu spielen. Er nimmt meinen Vorschlag, vierhändig zu musizieren, an und spielt nun wieder ganz konzentriert, musikalisch sehr farbig und und technisch sehr geschickt. Wir spielen 2 bis 3 nette kleine pentatonische Stücke, was ihm Freude zu machen scheint.

Schon nach kurzer Zeit werden wir von X. gestört, der auf dem Flur herumrumort. Martin rennt sofort hinaus, denn die beiden haben sich verabredet und wollen nun durchsetzen, daß sie zusammen Musiktherapie machen dürfen.

Sie bestürmen und verhöhnen mich, während ich diese Forderung für heute ablehne. Ich möchte mich nicht von den beiden überrumpeln und mir die Stunde aus der Hand nehmen lassen. Ich biete die letzte Stunde vor den Sommerferien als gemeinsame Spielstunde an, was wir aber dann vorher noch verabreden müßten. Schließlich fordert Martin X. auf, einfach mit ihm wegzugehen und mich stehenzulassen. Hämisch lachend läuft er davon, aber X. traut sich nicht. Martin kommt schließlich auf meine Aufforderung zurück, und wir können die Stunde fortsetzen.

Es kommt wieder zu einem Gespräch darüber, warum er dies hier machen müsse. Ich meine, die Therapie könne ihm vielleicht helfen, mit manchen Dingen seines Lebens hier und zu Hause besser zurechtzukommen. Wie das denn gehen könne, fragt er. Man könne ja auch in der Musik den Umgang mit Grenzen und Spielregeln üben oder gemeinsame Schlüsse finden, sage ich. Er weist das aber alles als Unsinn zurück und verbringt den Rest der Stunde vor dem Fernseher mit einem Film über Rap-Musik.

Insgesamt wirkte Martin diesmal lockerer und fröhlicher als sonst. Vielleicht hat er mir nun sein wahres Gesicht gezeigt und muß sich nicht mehr so anstrengen, um seine schlimme Seite zu verbergen. Auch beim Fernsehen schaute er mich öfters prüfend an, ob ich das wohl akzeptieren würde. Ich tat dies, weil es nun einmal da ist und er damit umgehen kann. Zudem ergeben sich dabei oft kleine Gespräche, die sonst vielleicht nicht zustandekämen. Die Balance von Distanz und Nähe läßt sich dabei gut regeln, weil man je nach Bedarf sich unterhalten oder auch ganz konzentriert fernsehen kann.

Vermutlich ist es auch das Medium, mit dem Martin sich am besten auskennt, wo er sich zu Hause fühlt und worüber er sich mitteilen kann, wie schon die ersten Stunden zeigten.

Ich rechne nun damit, daß die beiden Jungen das nächste Mal prompt wieder zusammen erscheinen und behaupten werden, nun dürften sie ja ihre Stunde gemeinsam haben. Diese Vorstellung macht mir Schwierigkeiten, weil ich befürchte, daß sie mich ohnmächtig und lächerlich machen und ihren ganzen Internatsfrust an mir auslassen werden.

Ich bringe den Vorfall dieser Stunde deshalb in die Supervisionsgruppe. Im Psychodramastil werden die beiden Szenen der letzten Stunde, die Situation zu zweit am Klavier und die Situation zu dritt, durchgespielt. Ich erlebe, wie die Gruppe auf mich ganz die Rolle der bemutternden und zugleich sehr strengen Lehrerin überträgt, die man unbedingt ärgern und gegen die man sich verbünden muß.

Die allen vertraute Szene der autoritären Lehrerfigur und der 'armen, ohnmächtigen' Schüler hat sich wie von selbst hergestellt und verselbständigt.

Ich bin sehr betroffen, zumal die Situation bei mir einen sehr schmerzhaften persönlichen Konflikt wiederbelebt hat, und verspüre sehr viel Trauer, Zorn, Resignation und Einsamkeit in der Gegenübertragung. Ich kann mir nun vorstellen, was mir die beiden Klienten vorführen wollten: 'So fühlen wir uns immer gegenüber den allmächtigen Erwachsenen und ihren Entscheidungen, und wir befürchten, daß du auch nicht besser bist als die anderen!'

Die nächste Stunde veranschaulicht nochmals, warum man mit zweien, besonders mit diesen beiden Klienten, keine Gruppentherapie machen kann. Wie erwartet erscheinen wieder beide gemeinsam und behaupten, ich hätte dies doch erlaubt. Sie wollen nicht hören, nicht sprechen, nur mich ärgern und provozieren. Sie reißen an allem herum; manches verbiete ich, dann lassen sie dies und suchen das nächste.

Schließlich verbarrikadieren sie sich in der Abstellkammer und warten darauf, daß ich sie heraushole. Stattdessen setze ich mich ans Klavier und spiele, wie mir zumute ist: traurig und verletzt. Irgendwann kommen sie enttäuscht heraus und behaupten, Martin müsse ganz dringend zur Toilette. Zu Beginn der Stunde hatte ich die Zwischentür auf dem Flur abgeschlossen, um weitere, schon angekündigte Besucher auszuschließen. Als ich diese nun aufschließe, um Martin hinauszulassen, laufen beide lachend davon. Sie kommen aber bald zurück und treiben das Spiel weiter.

Jetzt beginne ich zu deuten: "Nun laßt ihr mich spüren, wie es euch immer ergeht, wenn Erwachsene über euch verfügen und euch ohnmächtig machen. Man fühlt sich wirklich scheußlich, wenn andere einen nicht ernstnehmen und einfach ausschließen." "Ja klar, so ist das doch immer!" bestätigt Martin grinsend. Sie beginnen noch eine Diskussion darüber, ob sie nun eine Doppelstunde haben oder nicht. Ich biete die 2. Stunde als Einzeltherapiestunde für denjenigen an, der dran wäre. Das aber wollen sie nicht und laufen dann vorzeitig weg.

Diese nur kurze Stunde war für mich sehr anstrengend, aber ich hatte das Gefühl, aufgrund der Supervision die Situation besser verstanden und gedeutet zu haben.

Die 2. Stunde dieser Woche entgleitet mir dann leider noch einmal aufgrund der Turbulenzen beim traditionellen Musiknachmittag der Schule. Die beiden Klienten haben sich entschieden, lieber zur Musiktherapiestunde als zum Klassik- Schülerkonzert zu gehen.
Der Musikraum ist zunächst belegt, als ich mit X. beginnen will, wird dann aber für uns geräumt, allerdings werden wir nochmals durch den Musiklehrer gestört. Bei dieser Gelegenheit schlüpft Martin mit in den Raum, und nun wird wieder das gleiche Spiel gespielt wie das letzte Mal, nur etwas extremer. Diesmal hängen sie sich zu den Fenstern hinaus und schreien auf den Hof hinunter. Martin läuft über alle Tische und äußert heftige Beleidigungen gegen mich. Ich weise diese zurück und versuche wieder zu deuten, daß sie provozieren wollten, hinausgeworfen zu werden. Danach nimmt er die Beleidigung: "Sie können mich mal!" entschuldigend zurück und wird allmählich ruhiger.

Nun dreht aber X. richtig auf und läßt sich über diese 'Scheiß-Psychotherapie' aus. Martin bekräftigt dies und meint, wenn er sich wirklich ändern wolle, brauche er mich nicht dafür, das könne er alleine, wenn er nur wolle.

Wieder folgt ein Versteckspiel in der Kammer und schließlich eine sehr gefährliche Fensterkletterei von Martin. Er täuscht mit einem Schrei und einer heftigen Bewegung zunächst nur einen Sprung aus dem Fenster vor, schwingt sich dann aber doch ganz nach draußen, so daß ich ihn nicht mehr sehen kann. Er kann wohl außen auf dem Dachvorsprung stehen, was mir aber nicht klar ist.

Immerhin befindet sich der Raum im 2. Stock. Ich bin wie gelähmt und warte, bis er lachend wieder ins Zimmer springt. Danach läuft er wieder über Tische und Stühle.

Ich deute: "Ihr wollt mir also zeigen, wie ihr wirklich seid. Ich weiß es nun. Ihr erwartet wohl, daß ich euch hinauswerfe, weil ihr das schon oft erlebt habt und glaubt, das müsse immer irgendwann so kommen."

Als die Zeit von X.'s Stunde vorüber ist, biete ich Martin seine Stunde als Einzeltherapie an, was er aber ablehnt.

Nach der Stunde ginge ich bestimmt wieder zu Frau A. und würde ihr alles erzählen, meint Martin. Ich sage, ich müßte nun mit ihr besprechen, wie wir in Zukunft für jeden eine Einzeltherapiestunde gewährleisten könnten, notfalls indem der eine jeweils solange oben bei Frau A. unter Aufsicht bliebe, wenn der andere seine Stunde habe. Dies verabreden wir dann auch in der Tat. Nur so können in der nächsten Zeit die Therapiestunden durchgeführt werden.

b) Wo hört der Spaß auf? (10. - 13. Stunde)

Für so viel Dynamik und Aggression scheint mir doch ein richtiges Schlagzeug zum 'Draufhauen' vonnöten, so daß ich bis zum nächsten Mal ein solches privat besorge.

Außerdem möchte ich mehr Selbstbestimmung fördern und die Kinder das Ende der Stunde bewußt mitbestimmen lassen. Als Martin diesmal erscheint, hat er bereits von diesen Neuerungen durch seinen Vorgänger erfahren. Er beginnt sofort 10 Minuten lang intensiv das Schlagzeug zu bearbeiten. Dann unterbricht er es häufiger, um aus seiner mitgebrachten Chipstüte zu speisen. Und dann will er testen, ob er heute auch gehen kann, wann er Lust hat. Ich deute, er wolle ausprobieren, ob ich ihn wirklich gehen lassen würde. Ja, aber er will keinen Ärger bekommen. Ich meine, er gäbe sich nun große Mühe, weil er hier im Internat bleiben wolle. Ja, und er möchte auch etwas lernen, damit er später studieren und etwas werden könne. Er würde gerne Chemie oder Physik studieren, in der Schule sei er ja ganz gut. Aber X. sei gar nicht gut, der mache ja nie Hausaufgaben und mache sich damit alles selber kaputt.

Wir kommen noch auf die letzte Stunde zu sprechen, und ich meine, daß unsere Arbeit so wenig ausrichten würde. Es sei zu dritt eben doch sehr schwierig, weil sich immer zwei gegen den Dritten verbünden und ihn ausschließen würden, und ob er so etwas auch kenne.

Da sagt er ganz unvermittelt, ob er jetzt gehen könne, er habe keine Lust mehr, zögert und ist sehr unsicher, was nun passiert. Ich frage, ob er ganz gehen oder nochmal wiederkommen würde, ich dächte, wir könnten noch etwas zusammen spielen. Er scheint etwas verwirrt zu sein, will aber ganz gehen.

Diese Stunde war nur etwa 20 Minuten lang. Martin war wohl sehr überrascht, daß ich keinen Druck ausübte und ihn wirklich gehen ließ.

Dafür holt er mich beim nächsten Mal an meinem Auto ab und fragt, ob er schon mit hinaufkommen dürfe (15 Min. vor der Zeit!). Er hilft mir, das Schlagzeug aufzustellen und spielt auch gleich darauf. Ich versuche vorsichtig, ihn zu begleiten, ohne ihn zu bedrängen, aber es klappt nicht recht. Er probiert noch ein paar neue

Pfeifen aus und schaut immer wieder zu Tür und Fenster hinaus, als erwarte er jemanden. Offensichtlich hat er wieder Kameraden bestellt, die aber nicht hereinkönnen, weil ich vorher die Zwischentür auf dem Flur abgeschlossen hatte.

Nun fällt ihm ein, daß er mir den Videofilm mit dem Auftritt seiner Klasse vom Musiknachmittag vorführen könnte. Er spult lange, bis er die richtige Stelle gefunden hat. Dabei liegt er auf dem Rücken vor dem Fernseher, die Füße gegen die Tür gestemmt. Ich setze mich hinter ihn auf einen Tisch und fühle mich an das psychoanalytische Setting mit dem Patienten auf der Couch erinnert, während Martin manches von der Schule und von zu Hause erzählt. Einiges klingt unwahrscheinlich und erfunden, z.B. er habe sich eine Satellitenschüssel von seinem Geld gekauft, so daß er jetzt alle Programme sehen könne. Als ich nachfrage, ob sein Vater ihm alles erlaube, wird er ärgerlich und sogar wütend, als ich hinzusetze, er möge es wohl nicht, wenn der Vater ihm etwas verbiete. Nun springt er auf und reißt Schülerzeichnungen von den Wänden. Ich versuche ihm klarzumachen, daß dies zu weit gehe, und ihn daran zu hindern. Er könne machen, was er wolle, meint er. Ich sage: "Nein, es gibt Grenzen. Und die willst du nun feststellen." Daraufhin schaut er mich verwirrt an, läßt davon ab und beschäftigt sich wieder mit dem Fernseher. Nach 50 Minuten muß ich ihn fast bitten zu gehen. Als er beim Weggehen feststellt, daß ich die Zwischentür abgeschlossen hatte, wird er wieder sehr aggressiv, reißt eine Jacke von der Garderobe und wirft sie mir vor die Füße. Ich vertraue sie ihm an und bitte ihn, sie dem Eigentümer zurückzugeben, den er vorgibt zu kennen.

Nach dieser Stunde spreche ich noch mit Frau A. im Freizeitraum, wo sie Aufsicht hat. Sie erzählt, daß Martin jetzt eher mal etwas Persönliches erzähle und nicht nur von Horrorfilmen. Allerdings beschwere er sich z.Zt. über vieles, besonders über das Essen, ansonsten gehe es besser mit ihm.

Während dieses Gespräches versuchen uns die beiden Klienten mit ihrem Freund Y. dauernd zu stören und zu ärgern. Als ich gehen will, versperrt Martin mir die Tür. Ich gehe auf den Spaß ein und erkämpfe mir mit Körperkraft und Tricks lachend den Durchgang. Sollte hier geprüft werden, ob ich auch Spaß verstehe?

In der nächsten Woche soll diese Prüfung anscheinend noch fortgesetzt werden.

Die folgende Stunde findet dann nicht statt. Frau A. hat frei, und ihre Vertreterin hat vergessen, daß heute Musiktherapie ist, die Jungen allerdings nicht. Sie begegnen mir auf der Treppe, als ich den Ersten nach einer Weile des Wartens holen will. Sie rufen mir schon von weitem zu, sie kämen heute nicht, lachen hämisch, strecken mir die Zunge heraus, laufen dann weg und verstecken sich irgendwo. Ich spreche mit der Erzieherin darüber, die daraufhin 2 größere Jungen zum Suchen ausschickt. Sie selbst nimmt das alles wohl nicht sehr ernst, ich dagegen bin ziemlich verärgert.

Erst als ich nach längerem Warten ankündige, daß ich nur noch 10 Minuten oben im Musikraum warten werde und dann nach Hause führe, merkt sie, wie ernst es mir ist, und macht sich selbst auf die Suche. Am Ende der ersten Stunde ist noch niemand erschienen, und so beschließe ich, nach Hause zu fahren. Als ich gerade in mein Auto einsteigen will, höre ich Martin von irgendwoher rufen, reagiere aber nicht mehr und fahre ab.

Leider habe ich hier die therapeutische Haltung verlassen und zu wenig meine Gefühle der Gegenübertragung reflektiert. Dadurch und durch das 'Nichtdasein' von Frau A. wurden möglicherweise Martins heftige Reaktionen und eine Krise ausgelöst.

Durch Frau A. erfuhr ich später, daß ihre Vertreterin den Kindern gesagt habe, ich sei sehr böse gewesen und wolle die Arbeit mit ihnen nicht mehr fortsetzen. Daraufhin habe Martin abends im Bett geweint und nach meiner Telefonnummer verlangt, um sich bei mir zu entschuldigen. Am nächsten Tag habe er Frau A. gefragt, ob er mir vielleicht Pralinen schenken solle, um mich zu versöhnen.

Die Übertragungsbeziehung war demnach sehr ausgeprägt und seine Verlustangst durch den Vorfall heftig aufgebrochen.

Am Donnerstag dieser Woche fallen die Therapiestunden aus wegen einer Dichterlesung. Ich nehme daran teil und spreche beide Kinder hinterher einzeln an. Während X. sich bei mir entschuldigt, ist Martin verstockt und ablehnend.

Für den darauffolgenden Dienstag habe ich einen Gesprächstermin mit dem Schulleiter, um mit ihm über meine Arbeit zu sprechen und zu klären, wie und ob es evtl. weitergehen könne oder solle mit der Musiktherapie.

Hier erfahre ich zunächst, daß Martin z.Zt. von der Schule suspendiert ist. Der Schulleiter beklagt, beide Kinder seien für andere eine Gefahr und nicht mehr tragbar. Martin sei gewalttätig, verletzend und gemeingefährlich, mache obszöne und rassistische Äußerungen. Er habe X. ganz brutal mißhandelt. Sein Verhalten sei nach anfänglicher Besserung schlimmer denn je. Die Lehrer seien nicht mehr zu einer Zusammenarbeit bereit. Schließlich hätten sie auch noch die Verantwortung für die anderen Kinder.

Ich zeige Verständnis für die Schwierigkeiten der Pädagogen und versuche zu erklären, daß die momentane Entwicklung der Klienten eine Reaktion auf die Therapie sein könne. Sie seien dabei, einen neuen Umgang mit Grenzen zu probieren, und hätten noch kein Maß gefunden. Ich sähe für beide Kinder nur eine wirkliche Chance zur Änderung, wenn sie im Internat bleiben und die Therapie fortsetzen könnten. Der Schulleiter zeigt nun zwar ein gewisses Verständnis, besonders für Martins Problematik, beruft sich aber auch auf die Grenzen seiner Möglichkeiten.

Im Vorzimmmer treffe ich dann überraschenderweise Martin mit seiner Mutter (!) und deren Freundin und biete ihnen ein Gespräch an. Dies ist übrigens auch der erste Kontakt der Einrichtung mit Martins Mutter, Frau B.. Sie nimmt mein Angebot gerne an, und so erfahre ich endlich einmal etwas mehr über Martins familiäre Situation, natürlich einseitig gefärbt. Martin ist bei dem Gespräch anwesend und versucht uns dauernd zu stören und zu provozieren. Seine Mutter weist ihn immer wieder bestimmt in seine Grenzen, man merkt aber, daß er sie nicht sehr ernstnimmt und verletzen will. Frau B. ist Ausländerin und spricht etwas gebrochen deutsch. Sie wirkt apart, ernst und echt.

Die Mutter berichtet nun, sie habe zwar kein Sorgerecht für Martin, weil sie nach der Scheidung zunächst in eine psychosomatische Klinik mußte (nicht in eine 'geschlossene Anstalt', wie mir der Schulleiter gerade vorher erzählt hatte), aber Martin komme seit einiger Zeit von sich aus zu ihr. Am Sonntagabend sei er mit einem gepackten Rucksack bei ihr aufgetaucht und wollte von zu Hause weglaufen. Er hatte dem Vater bis dahin seine Suspendierung verschwiegen, weil er befürchtete, Prügel zu bekommen.

Sie sieht für Martin das Erziehungsheim als letzte Konsequenz, wenn er nicht hier im Internat bleiben könne. Sie möchte unbedingt, daß Martin die Musiktherapie fortsetzt. Sie habe nach ihrem Klinikaufenthalt selbst eine Therapie gemacht und wisse, wie wich-

tig dies sei.Sie wolle sich bei dem Vater dafür einsetzen, daß Martin weitermachen könne. Sie habe zwar weder Macht noch Rechte, aber sie liebe ihren Sohn und wolle dafür kämpfen, daß er hier noch eine Chance bekäme und im Internat bleiben könne.
Dieser Nachmittag hat mich sehr aufgewühlt und nachhaltig beschäftigt, weil ich hier geballt die verschiedenen Interessen und Probleme und die Hilflosigkeit aller Beteiligten erleben konnte, die Martin mit seinen Verhaltensauffälligkeiten auf den Plan gerufen hat. Es wurde aber auch sichtbar, daß er als schwächstes Glied die geringsten Chancen hat.

c) Zusammenfassende Gedanken

Der Verlauf der Behandlung bis hierher hat gezeigt, daß die beiden Seiten von Martin, sein Bedürfnis nach Beziehung und Nähe zu einer Vertrauensperson und sein waghalsiger und überquellender Drang nach Ausbreitung und Allmacht sich immer wieder gegenseitig behindern und aufheben, aber auch eine Chance bieten, daß er sich fängt. Er stürzt sich ja z.B. nicht wirklich zum Fenster hinaus, sondern weiß sich sehr gut auf dem Dachvorsprung zu halten. Er will nur prüfen, wieweit ich mitgehen und ihn halten werde.

So weiß er inzwischen auch, bei welchen Menschen er Halt und Zuwendung finden kann: bei seiner Mutter, bei der Erzieherin Frau A. und bei der Musiktherapeutin - alles Frauen, die in ihm trotz seines oft 'halbstarken' Verhaltens auch noch das traurige, bedürftige Kind sehen können. Er muß sich im Laufe der bisherigen Therapie bestimmter Qualitäten von Beziehung erinnert haben, daß er plötzlich den Kontakt zur Mutter aufnimmt.

Hier hat 'Aneignung' stattgefunden, er hat sich eine Beziehung wieder zu eigen gemacht, in welcher es jetzt, wie vielleicht auch früher schon, Zufuhr gibt.

Aber die Gefahr der Wiederbelebung der anderen Seite von Beziehung, nämlich die des Verlassenwerdens, ist dann auch gleich wieder präsent. Er erlebt mein Wegfahren, nachdem er vermutlich nur Spaß machen wollte, wie einen endgültigen Abbruch von Beziehung und reagiert spontan mit Trauer, am nächsten Tag mit Schuldgefühlen und dem Wunsch nach Wiedergutmachung. Als ich ihn zwei Tage später anspreche, hat er seine Trauer längst verdrängt und sich gegen seine Schuldgefühle abgeschottet. Alle Schuld schiebt er nun auf seinen Mitschüler X. und läßt an ihm am darauffolgenden Tag all seine Wut und Verzweiflung, auch

seine Eifersucht gewalttätig aus, so daß er nicht mehr tragbar ist und suspendiert wird. Scheinbar fürchtet er die Konsequenzen männlicher Autorität (Vater und Schulleiter) so sehr, daß er bei weiblicher 'Für-Sorge', bei seiner Mutter Schutz sucht.
Das ist seine Lösung, eine Notlösung in Bedrängnis wie in der 1. Improvisation, überraschend und logisch. Erst die durch seine Grenzverletzungen entstandenen Reaktionen und Schuldgefühle führen ihn anscheinend zu sich selbst und seinen Beziehungswünschen zurück. Nur so kann er seinen Weg zurück zu dem Grund(ton) finden.

5.3.2. Anders-Werden (14. - 17. Std.)

Die Drehungen und Wendungen des Geschehens im Laufe der Behandlung werden unter dem Aspekt des Anders-Werden gesucht. Dies sind die Momente, wo die KlientIn ihre Konflikte wiederbelebt und als von ihr selbst hergestellt, aber auch als wandelbar erlebt. Es zeigt sich oft in einem plötzlichen Anderssein, in einem 'Wendepunkt' (LOOS), in einem inneren Drehprunkt, einem Ruck oder, als sei eine nicht gestellte Frage auf einmal beantwortet worden.

Die folgenden Stunden zeigen neben dem 'Methodisch-Werden' auch schon erste Anzeichen für ein 'Anders-Werden'. Martin zeigt in der 14. Stunde, der ersten nach seiner Suspendierung, plötzlich mehrere neue Verhaltensweisen. Als erstes möchte er genau wissen, wann die Stunde zu Ende ist. Danach spielt er lange Keyboard und Drum-Computer. Nach einem kurzen Zusammenspiel weist er meine Versuche mitzuspielen damit zurück, er könne sich dann nicht konzentrieren. Er scheint sich aber meine 'ungeteilte Aufmerksamkeit' zu wünschen.

Nun beginnt wieder der Kampf darum, ob er gehen kann oder nicht. Ich lasse ihn nicht gehen, weil ich über die Ereignisse in der letzten Woche gerne mit ihm sprechen möchte. Schließlich fragt er, wieso er nach den Sommerferien doch noch weiter Musiktherapie machen solle, was aus dem Gespräch mit der Mutter hervorging. Sie sei doch anfangs nur bis zu den Sommerferien verabredet worden.

Ich spreche daraufhin von der bevorstehenden Konferenz, in welcher über seinen Verbleib hier im Internat entschieden werde. Er fragt, ob ich da auch etwas zu sagen hätte und was ich dann wohl sagen würde. Ich antworte ihm so, wie ich mich auch bei dem

Schulleiter geäußert hatte: "Ich würde sagen, daß unsere Arbeit ganz gut angelaufen ist, daß es aber im Augenblick Schwierigkeiten gibt, weil du dich nur schwer an Regeln und Grenzen halten kannst. Ich glaube aber, daß es mit dir besser würde, wenn wir weiter zusammen arbeiten könnten." "Ja, das würden Sie sagen?" ruft er erleichtert," dann mache ich auch jetzt hier mit. Ich will nämlich hier bleiben!" Und dann schlägt er das Schlagzeug mit einer solchen Kraft, daß es wirklich erstaunlich ist, daß es nicht zerreißt.

Hier ereignete sich eine Wende, denn Martin artikulierte zum ersten Mal seine Bereitschaft zu einem Arbeitsbündnis, weil er auch mich nun auf seiner Seite wußte.

In der darauffolgenden Woche findet die Versetzungskonferenz statt. Sie beschließt, daß beide Jungen bleiben dürfen unter der Bedingung, daß sie weiter an der Musiktherapie teilnehmen. Ich erfahre dies eher zufällig und inoffiziell vor der nächsten Stunde.

Martin kommt diesmal später und entschuldigt sich damit, daß er nicht an die Therapiestunde gedacht habe, Frau A. habe wieder frei. Er wirkt dabei ganz ehrlich und friedlich. Nach einer Phase des Herumsuchens versucht er mich wieder zu provozieren durch Fassadenkletterei, woran ich ihn hindere, gefolgt vom Versteckspiel und Verbarrikadieren in der Abstellkammer. Ich setze mich daraufhin an die Orgel neben der Kammertüre, spiele und singe in einfacher Weise etwa Folgendes: "Martin spielt in der Kammer rum! Martin spielt gerne allein. Er spielt nicht gerne mit mir. Martin spielt in der Kammer allein. Martin kramt in der Kammer rum."

Zunächst redet oder schimpft er laut vor sich hin, später höre ich, daß er mit einem Schellenkranz den Takt zu meiner Musik schlägt. Nach einem lauten Knall höre ich plötzlich Trompetentöne. Ich kommentiere singend weiter: "Martin hat eine Trompete gefunden. Martin spielt auf der Trompete," und gebe auch singend ein paar Tips, wie er die Töne besser herausbekommen kann. Währenddessen kommt er spielend aus der Kammer und produziert ganz geschickt einige Töne. Als er absetzt und auf die Erde spuckt, bitte ich ihn, das zu unterlassen, worauf er am Kassettenrecorder herumdrückt und eine Beschimpfung hineinschreit. Ich frage ihn, ob er schon mal Trompete gespielt habe und erfahre, daß seine Tante es ihm einmal gezeigt habe.

Dann setzt er nochmal an und spielt einige kräftige Töne. Ich imitiere diese an der Orgel leicht rhythmisch, was er als Marschrhythmus aufgreift, und dann marschiert er kräftig blasend durch den ganzen Raum. Es wird ein kleines Stück, welches mit einem Trompetenstoß ins Mikrophon des Kassettenrecorders endet. Das Ganze wirkte irgendwie witzig und sehr vital. Wir sind schon weit über die Zeit, als ich an das Ende der Stunde erinnere. Er packt das Instrument weg und läuft mit einem 'Tschüß' fröhlich davon.

Wieder zeigte sich ein 'Anders-Werden'. Seine Fassadenkletterei ist eine seiner Methoden, Grenzsetzungen herauszufordern, das Verstecken in der Kammer evtl. ein Versuch, sich selbst einzusperren und vor folgenschweren Ausbrüchen zu bewahren. Dort drin konnte er nun unbesehen alleine spielen und ohne Beeinflussung wählen, ob er auf mein gesungenes Angebot zum Mitspielen eingeht.

Da ich ihn weder versuchte herauszuholen noch ihn ignorierte, sondern singend, also resonanzgebend, sein Tun kommentierte, konnte er kreativ werden und sich mit Humor und Können aus dieser Enge befreien. Zufällig entdeckte er eine Trompete, mit welcher er sogar auch ein wenig umgehen kann. Sollte dies zunächst vielleicht auch noch eine Provokation sein, so zeigte er spätestens bei seinem Marsch durch den Raum, daß es ihm um ein Zusammenspiel ging. Hier ließ er sich zum ersten Mal freiwillig auf meine Musik ein, während es bisher immer umgekehrt war, und zeigte dabei auch noch ein bis dahin verborgenes Talent. Es scheint so, als habe er über mein Ansingen eine neue Lösung, etwas Eigenes oder einen kreativen Ausweg gefunden heraus aus seinem Widerstand, der oft genauso ein Gefängnis und auch Schutzraum ist wie diese kleine Kammer.

Die folgende 16. Stunde ist von einer ganz eigentümlichen, fast zerbrechlichen Stimmung geprägt.

Martin will einen Film weitersehen, den er morgens im Unterricht ein Stück weit gesehen hatte: 'Die Blues-Brothers'! Während er das Videoband bis zur entsprechenden Stelle vorlaufen läßt, spielt er ein bißchen Schlagzeug, wobei ich ihn am Keyboard begleite. Die Musik ist sanft und rhythmisch gut aufeinander abgestimmt. Zwischendurch spielt er, indem er im Takt die beiden Stöcke aneinanderschlägt.

Ich fange wieder an zu singen: "Was sollen wir heute tun ? Was werden wir tun - du und ich - wir beide ?" und das in verschiedenen Variationen, während er sehr phantasievoll und sanft dazu weiterschlägt. Schließlich geht Martin zum Fernseher hinüber und dreht daran. Ich spiele und singe einfach weiter:" Ist das jetzt die richtige Stelle? Möchtest Du das sehen?" und dann nehme ich die Bewegungen der schnell laufenden Fernsehbilder auf, soweit ich das erkennen kann, und singe weiter: "Wie sie laufen, wie sie rennen, wie sie flitzen, lachen, reden, essen und trinken. Wer ist gut und wer ist böse? Schwarze, Weiße, Gute, Böse, alle rennen, lachen, reden ...". Dabei wechsele ich gegen Ende harmonisch in ein weiches, ruhiges Moll.

Irgendwann hat Martin die richtige Stelle gefunden und läßt den Film langsam mit Ton weiterlaufen. Ich gehe dann zu ihm hinüber und setze mich wieder hinter ihn auf den Tisch. Ich frage nach, worum es in diesem Film denn gehe und ringe mit mir, ob ich es denn wirklich zulassen kann, die Therapiestunde mit dem Anschauen eines Filmes zu verbringen.

Martin liegt wieder auf dem Rücken vor dem Fernseher und macht einen solch zufriedenen Eindruck, daß ich mich zunächst auf diese Stimmung einlasse und abwarte. Nach einem sehr bewegenden Song des Stars, dessen Aussage etwa lautet: "Wenn Du einen Menschen gefunden hast, den Du magst, liebe ihn und halte ihn fest!" empfinde ich eine geradezu feierlich-andächtige Stille im Raum. Ich habe das Gefühl, die Luft anhalten zu müssen, um diese Atmosphäre nicht zu zerstören. Dieser Eindruck hält noch lange über die Stunde hinaus an, nachdem auch Martin erst nach zweimaliger Aufforderung den Fernseher ausmacht und ganz schnell weglaufen will. Ich halte ihn aber noch kurz auf, um mich zu verabschieden und um ihm zu sagen, daß die nächste Stunde die letzte vor den Sommerferien sei.

Daß Martin in dieser Stunde so lange und konzentriert mitspielte und die Beziehung und diese Atmosphäre zulassen konnte, deutet auch auf eine innere Wende hin. Seine andere Seite darf nun innerhalb des Spielraumes Musiktherapie leben. Die vorhandenen Begrenzungen werden nicht mehr nur einschränkend, sondern auch schützend empfunden. Regression statt Aggression ist möglich und wird angenommen. Mit meinem kommentierenden Singen habe ich vielleicht manche Fragen ausgesprochen, die ihn oft bewegen und auch verwirren, wie z.B.: 'Wer ist gut und wer ist böse?' Das ist in seinem familiären Beziehungs-Durcheinander und den gegenseitig abwertenden Äußerungen beider Eltern sicher eine ganz wichtige Frage für ihn.

Ich bekomme seine Verwirrung dann noch einmal sehr heftig in der letzten Stunde am vorletzten Schultag zu spüren. Da Martin mit dem Videofilm genauso weitermacht wie das letzte Mal, versuche ich ebenfalls mit der gleichen Methode weiterzumachen und wieder kommentierend zu singen. Diesmal protestiert er aber sofort und meint, ich solle mit der 'Singerei' aufhören, das sei ja 'asozial' und nicht normal. Meine Aufforderung, mit mir zu spielen, was normal sei, lehnt er ab und legt wieder ein Intermezzo auf dem Fenstersims ein, was für ihn das Normale zu sein scheint. Dann stellt er den Fernseher auf Ton und schaut sich den Rest des Filmes mit einer gewaltigen Materialschlacht und dem Sieg der Helden an.

Er ist heute sehr unruhig, fragt dauernd nach der Zeit und sagt, er warte auf seine Mutter, die seine Sachen abholen komme.

Danach kommt wieder eine Phase mit heftigen Ausbrüchen. Er schwingt sich erneut aus dem Fenster, aber ich packe ihn mit meiner ganzen Kraft, hole ihn herein und sage ihm, daß ich Angst um ihn habe, worauf er wieder über alle Tische läuft. Mit einem heftigen Beckenschlag fordere ich ihn auf, dies zu unterlassen. Danach will er einfach wegrennen und läßt sich nur kurz von mir aufhalten, um dann mit einer Verwünschung auf den Lippen auszureißen.

Ich bin sehr betroffen und traurig, will mich noch von Frau A. verabschieden und begegne ihm dabei auf der Treppe. Ich halte ihm meine Hand hin, wünsche ihm schöne Ferien und verabschiede mich. Er ist ganz erschrocken und sagt, Frau A. sei gerade nicht da. Ich stelle fest, daß dies stimmt und gehe zu meinem Auto. Martin sitzt in einiger Entfernung auf einer Tischtennisplatte und scheint auf jemanden zu warten. Ich lasse mir Zeit mit dem Abfahren, weil ich ihm Gelegenheit geben will, mir evt. noch etwas sagen zu können, falls er auf mich wartet. Aber er rührt sich nicht. So fahre ich denn nach einiger Zeit mit einem sehr schlechten Gefühl ab.

Als ich mit Frau A. später telefoniere, bekomme ich dann folgende Informationen: Der Vater habe Martin gesagt, die Mutter kümmere sich jetzt nur um ihn, weil ein Termin für die Neufestsetzung der Unterhaltszahlungen für Martin anstehe, danach ließe die ihn sowieso wieder fallen. Martin habe daraufhin seine Mutter mit

Steinen beworfen, so daß sie jetzt große Angst vor ihm habe. Frau A. berichtet außerdem, daß sie selbst zur Zeit kaum noch Schwierigkeiten mit ihm habe, da er sich sehr um ein gutes Klima bemühe.

Wie schwer mußte es für Martin sein, sich überhaupt noch auf irgend jemanden einzulassen. Er hat es in der Therapie gewagt und möglicherweise seine Bedürfnisse so stark erlebt, daß er nun Frau A., mit der er ja täglich zusammen ist, zum Objekt all dieser Wünsche macht und sich große Mühe gibt, eine gute Beziehung zu ihr herzustellen und zu halten. Seine Enttäuschungen und seine Unsicherheit durch seine negativen Beziehungserfahrungen und die Angst vor neuerlichem Verlassenwerden läßt er dann in der letzten Therapiestunde heraus. Er versucht das, was an Nähe und Beziehung zwischen uns entstanden ist, zu zerstören, um seine Trennungs- und Verlassenheitsheitsängste ertragen zu können.

5.3.3. Bewerkstelligen

Unter dem Aspekt des Bewerkstelligens schließlich zeigen sich Änderungen der bisherigen Lebensmethode und neue Fähigkeiten, Paradoxien besser miteinander vereinbaren oder Entschiedenheiten schaffen zu können.

Mag diese 1. Phase der Therapie auch sehr enttäuschend zu Ende gegangen sein und den Eindruck vermitteln, es sei ja doch nichts Wesentliches passiert, so darf man nicht übersehen, daß Martin auch schon etwas 'bewerkstelligt' hat. Die Krise, die zu seiner Suspendierung führte, hat diesmal nicht zu einem 'Aus' geführt, keinen neuerlichen Abbruch gebracht, sondern eine neue, echte Chance. Obwohl er immer wieder heftigen Widerstand leistet gegen die Therapie und die Setzungen von außen, spürt er anscheinend auch, daß die Begrenzungen ihm Schutz und Sicherheit geben können.

So hat er auch seine ängstlich-traurige Kinderseite wieder spüren und kurz zeigen können. Damit hat er mehrere Menschen für sich gewinnen und dazu veranlassen können, für ihn zu kämpfen: seine Mutter, Frau A., die Therapeutin und nicht zuletzt der Schulleiter, der dann in der Lehrerkonferenz schließlich doch noch für ihn eingetreten ist.

Was er in der Improvisation bereits als Können zeigte, hat er hier für sich einsetzen können, nämlich Schutz und Begleitung durch Begrenzungen herauszufordern. Hat er bislang immer nur mit Frauen Schwierigkeiten gehabt, wie mir der Vater einmal sagte, so hat sich das verändert. Durch den Vorgang der Übertragungsneurose konnte er seine Störungen immer mehr in die Musiktherapie verlagern und dort bearbeiten, während er in der Beziehung zu Frau A. wieder mehr die positive Übertragung leben konnte.

Mag Martin auch vorläufig noch unfähig sein, seine heftigen Gefühle im Zaume zu halten und deren Ausbrüche dann wiedergutzumachen, wie unsere Abschiedsszene zeigte, so vermag er doch starke Gegenübertragungsgefühle von Trauer und Verlassenheitsgefühlen auszulösen, die ein Hinweis für die weitere Behandlung sein können.

Ein wichtiger Schritt ist getan, indem ein neuerlicher Abbruch zunächst einmal verhindert wurde und Martin nun innerhalb einer 'Einfriedung' von ihm zugeneigten Menschen und sinnvollen Verbindlichkeiten, zu denen ich die Musiktherapie zählen würde, 'nachreifen' kann.

5.4. Das Ringen um die Grenzen (18. - 26. Stunde)

Nach den Sommerferien hat die Musiktherapie für alle Beteiligten einen neuen Stellenwert bekommen. Schulleitung und Lehrerkonferenz haben erkannt, daß Martin noch eine Chance mit Hilfe der Musiktherapie hat und auch bekommen sollte.

Den Eltern ist die Notwendigkeit der therapeutischen Behandlung vom Schulleiter einsichtig gemacht worden. Bisher als Projekt kostenlos wird sie nun auch mit Kosten für sie verbunden sein, da ich diese Arbeit nun nicht mehr unentgeltlich tun kann. So bekommt die Musiktherapie für alle Beteiligten eine andere Verbindlichkeit, besonders aber für Martin, für den Geld immer schon ein wichtiges Thema war. Wegen des Honorars führe ich erstmals selbst ein Gespräch mit dem Vater, was dann auch der einzige Kontakt mit ihm bleiben wird. Er erzählt mir dabei etwas über Martins Aufenthalt in der Psychiatrie, daß dies gar nichts gebracht habe, und daß Martin immer nur mit Frauen Schwierigkeiten gehabt habe.

Dabei wird auch deutlich, daß die Eltern beider Kinder alle Verantwortung für die Erziehung ihrer Kinder an das Internat, bzw. an Frau A. abgegeben haben. Dies versuchen sie auszugleichen, indem sie die Kinder zu Hause dadurch verwöhnen wollen, daß sie ihnen kaum Grenzen setzen und sie damit im Grunde alleine lassen. Dies begründet auch, warum sich für Martin das Leben mit festen Begrenzungen so schwierig gestaltet.

Ging es im ersten Abschnitt der Behandlung für Martin noch darum auszutesten, wo denn die Grenzen überhaupt sind und was darin vielleicht möglich wäre, so geht es von nun an vor allem darum, die Grenzen an sich auf ihre Haltbarkeit und Zuverlässigkeit zu prüfen. Man hat nun oft den Eindruck, als sähe Martin an seinem Spielraum nur noch die Grenzen.
Was sich in den letzten Stunden vor den Sommerferien als ein 'Anders-Werden' anbahnte, tritt nun in Form von neuen Methoden auf und macht deutlich, daß Martin wirklich etwas 'bewerkstelligt' hat. Er nimmt den Spielraum Musiktherapie an, indem er allen Widerstand gegen Setzungen und Begrenzungen von außen daran festmacht und darin ausagiert. Das mag wie ein Widerspruch klingen, ist aber die Methode, mit der er sich auf Neues einläßt. Sein Widerstand ist sein Halt. Insgesamt kommt es aber immer mehr zum 'Anders-Werden'. Er verlagert seine Neurose nun vornehmlich in die Therapie, außerhalb in Schule und Internat aber zeigt er mehr Anpassung, um seine Lebenslaufbahn zu sichern. Besonders die gute Beziehung zu Frau A. scheint immer wichtiger und tragfähiger zu werden.

Von nun agiert Martin seinen Widerstand immer wieder auf die gleiche Art aus:
a) Er untersagt mir zeitweilig zu sprechen, übertönt mich beim Sprechen, z.T. auch mit groben Beschimpfungen. Damit will er alle Einwirkung und Beeinflussung durch mich vermeiden. Auch meine Musik unterbindet er immer wieder und alle Spielvorschläge. Es hat den Anschein, als wolle er mir meine Methoden des Deutens, des Singens und unseres Musizierens wegnehmen, mich ausschalten wie einen Fernseher oder mich 'totmachen'.
b) Nach jeweils einer Szene oder einer Episode läuft er durch den ganzen Raum und betastet und durchsucht alles, so als suche er etwas ganz Bestimmtes, meist solange, bis er wieder etwas Neues gefunden hat, womit er mich provozieren kann. Diese Suchbewegungen gelten dem Aufspüren der haltgebenden Grenzen, meine Reaktionen machen sie für ihn 'greifbar'.

c) Das Thema Zeit spielt öfters eine Rolle, wenn er immer wieder mit mir um die Anfangszeit, die Dauer und das Ende der Therapiestunde handeln will. Er wolle hier sowieso nur die Zeit totschlagen, meint er. Außerdem spielt er häufig an der Automatikuhr auf dem Fernseher herum, verstellt sie vor und zurück und fragt unzählige Male nach der Zeit, wie lange die Stunde noch gehe, und ob er endlich gehen könne. Auch daran erfährt er die Haltbarkeit und die Veränderbarkeit von Grenzen, zugleich sich selbst als geschichtliches Wesen mit Vergangenheit, Gegenwart und Zukunft.

d) Ab und zu beschäftigt er sich anhaltend mit dem Schlagzeug, bearbeitet es heftig, untersagt mir aber mitzuspielen, da könne er sich nicht konzentrieren. Man hat den Eindruck, daß er hier seine Aggressionen und inneren Spannungen sublimierend entladen möchte, ohne damit Schaden anzurichten.

Ich lasse mich nach anfänglichen Versuchen, mit neuen Einfällen und Vorschlägen seinem Widerstand entgegenzutreten, auf seine Einschränkungen ein und lerne immer mehr, ihm den Spielraum so zu überlassen. Ich benenne allerdings immer wieder die Grenzen und bestehe auf Einhaltung der räumlichen (bes. von Fenster und Tür) und der zeitlichen Grenzen.

Um seiner Unrast und der ungeheuren Geschwindigkeit seiner Eskapaden besser begegnen zu können, setzte ich mich von nun an immer genau in die Mitte des Raumes und versuche auch möglichst dort zu bleiben. Dies wirkt wie ein Zentrieren des Geschehens und das Umspielen einer Mitte auf den Grenzen. Der Spielraum dient zum Probehandeln: Martin muß sich mit mir 'auseinander-setzen', um seinen Spielraum feststellen zu können.

Zur 23. Stunde erscheint Martin mit einer Plastiktüte, in welcher er sich einen Videofilm, etwas zu naschen und zu trinken mitgebracht hat. In dieser Stunde will er es sich so richtig gemütlich machen. Zu seiner großen Enttäuschung ist aber das Videogerät defekt, so daß er seinen Film (Horrorfilm) nicht sehen kann. Er findet dann einen Sender mit einem Zeichentrickfilm, in welchem eine sehr robust aussehende Cowboyfrau einen etwas schwächlich wirkenden Heiratsschwindler fangen und vor den Traualtar zerren will. Dieser wird aber von einer seiner anderen Ehefrauen gerettet.

Die Figuren und das Geschehen erinnern mich ein wenig an unsere Kämpfe in der Therapie, und ich spreche diesen Einfall aus.

Martin wird danach sehr wütend, angeblich weil das Videogerät nicht geht. Fühlte er sich möglicherweise als 'Beziehungsschwindler' ertappt, weil er mehrere 'Mütter' in der Übertragung hat? Nach mehreren zerstörerischen Impulsen spielt er längere Zeit alleine Klavier. Dann prüft er die Haltbarkeit der Klangkugeln und wirft sie mir zu, als ich ihn mit einer Geste dazu auffordere. Schließlich sitzen wir den Rest der Stunde auf der Erde und rollen die Kugeln wie kleine Kinder lustvoll zwischen den Stuhlbeinen hindurch, bis ich ihn zur Abendbrotzeit wegschicken muß.

In der darauffolgenden Stunde zeigt Martin wieder nur seine aggressive, rücksichtslose Seite. Er wußte schon, daß das Videogerät wieder funktioniert, hat erneut einen Videofilm (Agentenfilm) dabei und will ihn 'mit aller Gewalt' möglichst ganz anschauen. Er versinkt geradezu beim Schauen hinein und ist nicht zu bewegen, einmal zu unterbrechen oder am Ende der Stunde abzubrechen. Er wird dabei sehr unflätig, sogar handgreiflich, als ich auf Beendigung bestehe, so daß ich mich zeitweilig sehr hilflos und ohnmächtig fühle.

In dieser Stunde hatte ich den Eindruck, daß er mich am liebsten wirklich totmachen und ausschalten wollte. Er wirkte wie besessen oder besetzt durch den Videofilm, als hätte er den Kontakt zur Realität völlig verloren. Ich erfuhr danach, daß er z.Zt. jeden Kontakt mit seiner Mutter verweigert. Die Prognosen seines Vaters scheinen gewirkt zu haben.

Von der 22. Stunde an versuche ich vorsichtig eine Deutung der Übertragung mit Andeutungen wie, daß es jemand anders sein müsse, die er so verletzen und kränken wolle, vielleicht weil sie ihn ebenfalls gekränkt habe. Er wehrt dies wie immer ab.

In der 25. Stunde kommt Martin sehr aggressiv, weil er vom Computerspielen wegmußte und reagiert seine Zerstörungswut an verschiedenen Dingen ab. Danach meint er ganz stolz, bei X. würde die Musiktherapie nichts nützen, der hätte schon 4 Tadel, aber bei ihm würde es helfen, er hätte noch keinen Tadel! (Es gibt in der Schule ein Bestrafungssystem mit Rügen und Tadeln je nach Schweregrad des Vergehens!) Nun will er wissen, was ich denn glaube, auf wen er solche Wut habe. Ich sage, ich glaubte auf seine Mutter, worauf er meint, das ginge mich gar nichts an, ich solle mich da nicht einmischen. Das stimme auch gar nicht, er sei am Wochenende noch bei ihr gewesen. Ich versuche noch anzudeuten, daß kleinere Kinder es als sehr bedrohlich und mit sehr viel Angst und Wut erlebten, wenn sie von einem Elternteil verlassen würden. Aber da hält er sich die Ohren zu, als sei ihm das zuviel.

Als er nach einer Weile auf mich losgeht, als wolle er mich schlagen, glaube ich zuerst, er wolle im Spaß mit mir kämpfen. Aber seine Augen blitzen sehr gefährlich und wütend, und er schlägt dann wirklich mit geballten Fäusten los. Ich kann mich gegen diesen heftigen Angriff nur mit einem Schlag zurück wehren. Daraufhin läßt er sofort erschrocken ab und verkriecht sich unter dem Lehrerpult. Von dort fragt er mich, wo ich wohne, ob ich auch Kinder hätte und ob ich die auch geschlagen habe. Die Stunde endet diesmal wieder vorzeitig mit einem Tumult an der Tür, indem er andere Schüler herbeiruft und mit ihnen wegläuft.

Durch unseren Schlagabtausch wurde offensichtlich eine alte Szene wiederbelebt, dies hatte ihn sehr erschreckt.

In dieser Stunde habe ich nicht bloß *in* der Übertragung gearbeitet, sondern notgedrungen mitagiert. Es gab aber auch einen ersten Versuch *an* der Übertragung zu arbeiten (J. KÖRNER 1989), indem ich aussprach, daß er auf mich die Gefühle für seine Mutter übertrage. Das war der Anfang für die Auflösung seiner Übertragungsneurose. Natürlich mußte er dies jetzt abwehren, aber es wird möglich sein, darauf zurückzukommen.

In der 26. Stunde, der letzten vor den Herbstferien, will Martin nun genau wissen, was ich denn 'so rausgefunden' hätte über ihn und seine Schwierigkeiten. Es kommt zu zwei Gesprächsszenen, in denen er zum ersten Mal eine Verbindung zu seiner Vergangenheit zieht und über sein Erleben der Scheidung seiner Eltern spricht. Dabei sitzt er mit angezogenen Beinen auf der schmalen Fensterbank mit Blick nach draußen und in den Raum.

Ich versuche ihm zu erklären, daß ich meinte, die Trennung seiner Eltern habe ihn damals sehr belastet. Darauf deute ich, daß er sich möglicherweise selber die Schuld für die Trennung der Eltern gäbe, wie das viele Kinder täten. Er wehrt zwar alle Deutungen heftig ab, aber an seiner Reaktion ist zu erkennen, daß er wirklich alte und starke Schuldgefühle mit sich herumträgt. Es scheint ihn so zu bewegen, daß er seinen Platz auf der Fensterbank verläßt und erst mal wieder Krach machen muß. Dann kehrt er zu seinem Platz zurück, weil er das Gespräch fortsetzen möchte. Er erzählt dann ein wenig über seine Kindergartenzeit, in welcher die Mutter ihn schon immer 'zur Oma abgeschoben' habe. Mehr der Klang der Stimme als das, was er sagt, verrät, wie sehr er sich von der Mutter verlassen gefühlt hat.

Am Ende dieser Stunde gibt es noch eine kleine Musik zusammen. Anders ist, daß er diese nicht gleich verbal abwehrt, sondern instrumental. Seine ausdrückliche Bitte am Ende, ich solle aufhören zu spielen, weil er etwas auf dem Hof hören wolle, erschien mir eher eine innere Bewegtheit abwehren zu wollen. Wieder will er schnell und wortlos verschwinden und damit Abschied vermeiden.

In dieser Phase der Behandlung wurde eine konsequente Kontrolle von Einwirkung sichtbar. In seiner Angst vor meiner Einwirkung will Martin mich ausschalten. Dies führt dazu, daß er den Spielraum mehr selbst ausfüllt und bestimmt. Er macht die Erfahrung, daß er selbst etwas bewirken, anordnen kann, z.B. daß ich mich nicht äußern darf und so für ihn weniger bedrohlich bin.

Durch meine Grenzsetzungen kreist er den Spielraum ein und gewinnt damit Raum für das Setzen eigener Grenzen und zugleich seinen Spielraum! Er bewegt sich dauernd an und auf den Grenzen, sichtbar geworden im Sitzen auf dem Fensterbrett in der letzten Stunde, von wo aus er unerwartet die Grenze zur Vergangenheit überschreiten und an Früheres anknüpfen kann.

Martin zeigte in dieser letzten Stunde eine erstaunliche Bereitschaft und Fähigkeit zum Gespräch. Er hat wieder etwas 'bewerkstelligt': er kann auf einmal hören und sich auf andere und Früheres beziehen.

Meine Deutung seines Anteils an der Scheidung der Eltern hat eine nichtgestellte Frage beantwortet, nämlich die Frage nach seiner Schuld. Auch wenn er dies im Moment abwehrt, wird diese Deutung nachwirken. Es besteht nun die Chance, daß er dies als Vergangenes erlebt und begreift und durch die Auflösung der Übertragungsneurose die Realität seiner Gegenwart neu erfährt.

So ist dieses Gespräch als ein entscheidender Wendepunkt in dem Behandlungsverlauf zu verstehen.

5.5. Der Spielraum wird genutzt (27. - 40. Stunde)

Diese Phase der Behandlung zeigt mehrere Ansätze eines 'Bewerkstelligens', was nun als wesentlicher Aspekt im Vordergrund stehen soll.

Nach den Herbstferien findet die Musiktherapie wie verabredet nur noch einmal wöchentlich statt.

In der Schule und im Internat, besonders bei Frau A. macht Martin weniger, bzw. kaum noch Schwierigkeiten. Allerdings reagiert er nun mit sehr heftigen Angriffen auf die Kontaktbedürfnisse seiner Mutter. Er terrorisiert sie telefonisch mit Drohungen und Beschimpfungen, weigert sich mit ihr zu sprechen, wenn sie im Internat anruft oder läßt sie bei ihren Besuchen im Internat einfach stehen, nachdem er ihre Geschenke angenommen hat. Es bedarf vieler Bemühungen von Frau A., um den Kontakt zwischen Mutter und Sohn überhaupt wiederherzustellen und bis Weihnachten einigermaßen befriedigend zu gestalten. Der Vater scheint die Atmosphäre auch noch zusätzlich aufzuheizen durch herabsetzendes Reden über die Mutter und Forderungen wie, sie solle nicht zum Adventsbasar erscheinen, damit er ihr dort nicht begegnen müsse. Am Ende erscheint dann aber niemand zu dieser Veranstaltung.

So lastet Martin in dieser Phase anscheinend alles Schlechte seiner Mutter und alles Gute Frau A. an. In der Beziehung zur Musiktherapeutin springt er zunächst hin und her zwischen den Polen, sucht aber nach Wegen dazwischen, beide Seiten miteinander zu vereinbaren, z.B. durch klärende Gespräche oder auch durch mehr oder weniger deutliche Beziehungsangebote.

So erscheint die 27. Stunde als erste nach einer 14 tägigen Unterbrechung durch die Herbstferien wie das Aufstellen eines neuen Programms.

Martin wirkt zunächst sehr unsicher und verkrampft, schaut mich kaum an und rennt sehr hektisch dauernd hin und her, während er mit mir spricht. Bald sucht er im Fernsehen wieder nach einem Programm, und ich spreche nochmals die Auseinandersetzung in der 24. Stunde um das Fernsehen an. Er hat begriffen, daß er sich verliert und nicht mehr steuern kann, wenn er die Therapiestunde mit ganzen Videofilmen ausfüllen will. Von da an tritt das Fernsehen sehr zurück, bis es nach der 30. Stunde von den Musiklehrern in Absprache mit mir ganz unter Verschluß gehalten wird.

Nun setzt sich das Gespräch darüber fort, daß Martin die Therapie jetzt für überflüssig hält, er habe erst zwei Rügen. Sein Vater habe ihm ein NES, ein sehr aufwendiges, großes Computerspiel, als Weihnachtsgeschenk versprochen, wenn er sich bis dahin gebessert habe. Für Belohnungen strenge er sich also an, ob es denn anders sei, wenn er jemanden gern habe, frage ich. Dann strenge er sich erst recht an, sei vernünftig und benehme sich ordentlich. Er verabscheue solche 'Schleimer', die sich nur beliebt machen wollten, um Vorteile zu haben. Er erzählt sehr ausführlich einige Beispiele.

Dann erklärt er mir ganz genau, wie ein NES funktioniert. Zur Veranschaulichung zeigt er mir sein Gameboy, das er im Internat aber nicht haben darf. Er bittet mich, ihn nicht zu verraten. Von nun an bringt er dieses Spiel häufiger mit zur Musiktherapie, spielt damit, lädt es mit meinem Kassettenrecorderkabel auf und vertraut mir offenbar, daß ich ihn nicht verraten werde. Ich frage ihn, wo er denn sonst damit spiele. Auf der Toilette oder während der Schulzeit, antwortet er. Nun hat er die Musiktherapie als Nische gefunden, wo er ungestört und dennoch nicht allein sein Lieblingsspiel spielen und 'auftanken' kann.

In dieser Stunde geht es noch um das Spielen mit Computern überhaupt. Ich frage, was denn der Unterschied sei zu anderen Gesellschaftsspielen. Ein Computer sei eben absolut unbestechlich und reagiere immer gleich, den könne man eben nicht manipulieren. Und Menschen könne man manipulieren und deshalb seien sie nicht so zuverlässig, deute ich, und darum spiele er lieber allein mit einem Computer. Nein, man könne auch zu mehreren daran spielen, das mache noch mehr Spaß, weil man gegeneinander kämpfen könne und sich mehr anstrengen müsse.

Wir kommen dann ins Reden über Beziehungen, und ob er denn niemand brauche, der ihm beistehe und der ihn mag. "Doch, mein Vater am Wochenende!" meint er, und hier im Internat habe er drei Freunde. Er erzählt dann von sehr brutalen Riten, welchen er als Neuer im Internat durch ältere Zöglinge unterzogen wurde. Das sei ihm aber egal, meint er (sehr deprimiert!), er würde das dann auch mit den Neuen so machen, wenn er in der 7. Klasse sei.

Es klingt alles sehr brutal und gefühllos, was er da über das Verhalten der Kinder untereinander erzählt. Es macht den Eindruck, daß er deshalb nur noch mit Computern spielen will, weil sie keine Gefühle haben, nicht verletzen können - und auch nicht verletzbar sind! Hierzu paßt auch seine Aussage, daß er Musik hasse und keine mehr machen wolle, er spiele nur noch mit Computern. Musik habe ja auch mit Gefühlen zu tun, ergänze ich.

In der 28. Stunde taucht wieder die Frage auf, wie lange er noch Musiktherapie machen müsse, er sei doch jetzt immer 'ganz lieb'. Ich versuche ihm zu erklären, daß es nicht darum gehe, daß er 'lieb' sei, sondern daß er mit seinen Schwierigkeiten besser umgehen könnte. Er meint, das könne er, und dafür brauche er mich nicht. Ich betone, daß wir auch eine Beziehung zueinander hätten, und die könne er nicht einseitig abbrechen, wir müßten gemeinsam einen Schluß finden.

Während dieser Stunde kommt es wegen verschiedener Deutungen von mir häufiger zu heftigen Abwehrmaßnahmen, wie z.B. zu Sprech- und Musikverbot. Nachdem er das Klavier trotz meines Einspruchs mit den Füßen bearbeitet hat, säubere ich die Tasten einzeln und gehe dabei ins Spielen über, als er in der Kammer verschwindet. Auf einmal spielt er hinter mir auf der Kalimba dazu, hört aber sofort wieder auf, als ich musikalisch darauf eingehe. Es wirkt, als hätte er vergessen, daß er keine Musik mehr machen wollte, und als brächte sie etwas Gefährliches zum Klingen.

In der 29. Stunde werden wir damit überrascht, daß im Musikraum nun auch noch ein kompletter PC startbereit steht. Ich untersage die Benutzung dieses Gerätes von vornherein, weil ich es für die Therapie für nicht brauchbar halte und nicht geneigt bin, nun auch noch die Verantwortung für einen PC zu übernehmen. Nach längerem zähen Verhandeln wird dieses Verbot akzeptiert, auch in Zukunft.

Dann kommt es zu einem längeren Gespräch über seine ersten Schuljahre, wo und wie er diese verbracht hat. Ich frage sehr direkt nach, um selber endlich einmal ein Bild davon zu bekommen. Seine Eltern haben sich schon vor seiner Einschulung getrennt. In den ersten beiden Grundschuljahren kam eine Kinderfrau zu seiner Betreuung ins Haus. Danach sei er in ein von Nonnen geleitetes Internat gekommen. Dort habe er immer den Unterricht gestört und sei deshalb häufig 'rausgeflogen'. Am Ende des Schuljahres habe dann in seinem Zeugnis gestanden, daß sie die schulische Zusammenarbeit nur mit therapeutischer Unterstützung fortsetzen könnten. Daraufhin sei er in eine Klinik in Norddeutschland gekommen, weil seine Tante den Leiter dort kannte.

Er erzählt dann sehr ausführlich von Einzelheiten, z.B. Verhalten und Krankheitserscheinungen von z.T. behinderten Mitpatienten, einem Beruhigungsraum mit Panzerglas, gepolsterten Wänden und abgeschlossener Doppeltür, und wie er einmal einen Mitpatienten mit einem Stuhl zusammengeschlagen habe. Man kann sich nur schwer vorstellen, daß Martin dort wirklich hingehörte. Insgesamt war er etwa ein dreiviertel Jahr dort und hat danach hier mit der 5. Klasse begonnen.

Ich thematisiere dann das häufige Rausgeworfen-Werden im damaligen und im jetzigen Internat, und daß ich meinte, darum ginge es auch, wenn er sich immer soweit aus dem Fenster hänge, daß er fast herausfalle. Ich deute dann : "Du willst wissen, ob ich dich auch fallenlasse oder rauswerfe, oder ob ich dich halte und mich darum sorge, daß dir nichts zustößt". Diese Deutung wehrt er wie immer ab, verbietet mir zu reden und spielt wieder mit dem Gameboy.

Zu Beginn der 30. Stunde bin ich etwas verärgert wegen einer Auseinandersetzung mit den beiden Musiklehrern. Auch Martin ist aggressiv, weil er wegen der Musiktherapie die Computer-AG vorzeitig verlassen mußte. Kein Wunder, daß diese Stunde mit heftigen Attacken an Fenster und Tür, Beschimpfungen und Sprech- und Spielverboten für mich verläuft. Schließlich will er mich sogar wieder schlagen, was ich aber sehr ernst zurückweise. Obwohl ich in diesem Moment Angst verspüre, gebe ich eine Deutung: "Nun willst du mich einmal all die Schläge fühlen lassen, die du in deinem Leben bekommen hast". Da zuckt er erschrocken zusammen und fragt: "Wer hat Ihnen das gesagt - mein Vater oder Frau A.?" und weiter: "Die einzige, die mich je geschlagen hat, war meine Mutter!" Er will aber nicht weiter darüber sprechen und agiert seine Unruhe und Wut wie üblich aus, bis die Stunde zu Ende ist.

In der 31. Stunde formuliert er sein 'Sich-Eingesperrt-Fühlen' folgendermaßen: "Wann kann ich hier endlich raus? Das ist ja wie im Knast hier". Er spricht zwar von der Musiktherapiestunde, ein Versprecher bestätigt aber, daß er eigentlich das Internat meint. Zu diesem Gespräch setzt er sich sogar gleich am Anfang dicht neben mich auf einen Stuhl. Ich deute, daß er, wenn er schon nicht aus dem Internat herauskönne, wenigstens aus der Musiktherapie herauswolle. Ja, und er möchte jetzt einen genauen Termin für das Ende wissen, den ich ihm aber nicht nennen kann. Dann konstatiere ich, er wolle sich also von mir trennen. Ungerührt entgegnet er, ja das wolle er.

Ich erkläre ihm am Beispiel eines Trainers im Sport, daß ich meine Aufgabe als Begleitung verstehe und für noch nicht abgeschlossen halte. Er wehrt dies wiederum ab, und ich füge hinzu: "Aber ich kann mich noch nicht von dir trennen." Da springt er plötzlich auf, tritt mit dem Fuß gegen eine ganze Tischreihe, daß sie verrückt und ruft: "Treiben Sie mich nicht auf die Spitze!"

Ich bin etwas verwirrt über diese Reaktion, habe aber so etwas wie Trauer in seiner Stimme wahrgenommen und sage: "Ich habe den Eindruck, daß du sehr traurig bist." Darauf antwortet er mit gepreßter Stimme, er sei nicht traurig, sondern nur sauer auf Frau A., und erzählt mir nun, wie sie ihn zu Unrecht verdächtigt und bestraft habe. Er würde sie hassen und habe bisher immer nur bei ihr 'geschleimt'. Mit weiteren Beschimpfungen gegen sie und mich geht er eine Viertelstunde vor Ende der Stunde einfach weg.

Er schien tief verletzt und enttäuscht zu sein über Frau A.'s Reaktion. In der Beziehung zu ihr hat er möglicherweise all seine Beziehungswünsche und - bedürfnisse untergebracht und leidet nun heftig unter seiner Verlustangst. Wahrscheinlich habe ich mit meinem Satz, ich könne mich aber noch nicht von ihm trennen, das ausgesprochen, was er auch mir gegenüber in der Übertragung fühlt, was er aber noch nicht bewußt werden lassen kann und mir deshalb in der Geschichte über Frau A. verschlüsselt mitteilte.

In der 32. Stunde macht Martin mir dann ein Beziehungsangebot, das ich aber erst in der darauffolgenden Stunde als solches erkennen kann.

Er kommt mit Schulsachen, setzt sich sofort hin und will eine Strafarbeit machen. Mir schiebt er freundlich sein Comicheft hin, das ich mir in der Zeit anschauen könne, es sei ganz toll. Da er wieder vor der Zeit da ist, räume ich aber erst einmal die Instrumente aus der Kammer, setze mich dann hinten im Raum hin und warte ab. Er macht seine Strafarbeit hektisch schnell fertig und nimmt sich dann sein Comicheft vor. Wir reden ein bißchen dabei, und ich frage, wie der Konflikt mit Frau A. ausgegangen sei. Er habe sich bei ihr entschuldigt, weil er nicht mit ihr im Streit liegen wolle, meint er kurz. Danach antwortet er nicht mehr oder nur mit: "Ist mir doch egal", und beendigt die Stunde 15 Minuten eher.

Ich war die ganze Zeit etwas unsicher und konnte nicht verstehen, worum es heute ging. Darum ließ ich ihn in Ruhe sein Heft anschauen und war nur einfach für ihn da.

Genauso gestaltet er die 33. Stunde, indem er sich eine Musikkassette mit Rapmusik mitbringt und anhört, wieder anfangs die Stunde auf eine halbe Stunde festsetzt und mir das Sprechen untersagt. Auf meine Nachfrage sagt er mir den Inhalt eines Liedertextes. Er handelt von einem Jungen, der sich in ein Mädchen verliebt hat, aber sie hat ihn sitzenlassen. Ein anderes Lied trägt den Titel: "Ein Haus voll Liebe". Er wirkt wieder sehr traurig und verletzt, und ich begreife erst jetzt, daß er mir so seine Gefühle 'mit-teilt'. Er wollte mir in der letzten Stunde schon etwas durch das angebotene Comicheft sagen und fühlte sich wohl von mir zurückgewiesen, als ich nicht auf sein Angebot einging.

Die nächste Stunde, die letzte vor den Weihnachtsferien, findet wegen Erkrankung beider Kinder erst 14 Tage später statt. Ich empfinde sie, weil ich mich selbst krank fühle, als einen völligen Rückschlag und bin danach sehr depremiert.

Martin rennt diesmal schon nach 10 Minuten weg, läßt sich zurückholen, zieht dann aber wieder alle bisherigen und neue Register, um mich zu provozieren. Auch erklärt er mir, daß ich sein Feind sei, und daß er sich zum bevorstehenden Geburtstag wünsche, nicht mehr zur Musiktherapie zu müssen. Zuletzt läuft er mit einer Verwünschung anstelle eines Grußes vorzeitig weg und läßt mich wieder einfach stehen. Ich empfinde sehr starke Gegenübertragungsgefühle von Trauer, Enttäuschung und Verlassenheitsängsten und vermute, daß Martin diesmal mit großer Angst vor der Ungeordnetheit seines Zuhauses in die Weihnachtsferien geht.

Darum war dieser Rückschlag vor den Ferien eigentlich zu erwarten und erinnerte an die letzte Stunde vor den Sommerferien. Von Frau A. hörte ich später, daß Martin den ganzen Tag über schwierig und aggressiv war und schon beim Frühstück seine Aktionen für die Musiktherapiestunde mit anderen geplant habe. Wieder einmal suchte er so seinen Halt im Widerstand gegen die Musiktherapie.

Die weiteren Stunden nach den Weihnachtsferien bis zur 40. Stunde zeigen dann deutlicher, daß Martin doch manches 'bewerkstelligt' hat. Diese Stunden füllt er mit einer von ihm mitgebrachten Hörspielkassette über die Dinosaurierfamilie aus dem Fernsehen, mit seinem Gameboy und dem Spielen der von mir mitgebrachten, neuen Gesellschaftsspiele aus. Dabei ist er meist umgänglich, reagiert nicht mit aggressiven Ausbrüchen, sondern eher mit einer sehr bestimmten Verhandlungstaktik auf Konflikte und spricht häufiger über das, was ihn bewegt. Er fordert nicht mehr Entscheidungen, sondern will meine Meinung zu seinen Vorstellungen hören.

In der 36. Stunde fragt er mich z.B. nach meiner Meinung darüber, ob er wohl im nächsten Schuljahr das Internat als Externer besuchen könne. Sein Vater würde ihn jeden Tag holen und bringen, und dann könne er immer abends zu Hause sein. Es kommt zu einem sehr langen, ernsthaften Gespräch über den Sinn und den bisherigen Ertrag der Musiktherapie. Auch spricht er davon, daß sein Vater vielleicht einmal wieder heiraten würde. Er wolle das aber nicht, sondern möchte seinen Vater für sich haben. Ich versuche zu erklären, daß es gerade dann sehr wichtig sei, daß er über seine Schwierigkeiten und Ängste mit jemanden sprechen könne. Was ich denn glaube, wovor er Angst habe? Er hätte doch keine Angst mehr vor Geistern oder so, sagt er. Ich antworte, vielleicht habe er aber Angst, wieder verlassen zu werden, von seinem Vater oder von Frau A. oder auch von mir. Zum ersten Mal wehrt er eine solche Deutung nicht ab, sondern schweigt nachdenklich.

In der 40. Stunde zeigt Martin eine neue Art, mit Grenzen umzugehen. Er möchte so gerne auf dem Eis des nahen Teiches schlindern, was strengstens verboten ist. Ob ich nicht mitkommen könne, fragt er ganz freundlich. Ich lehne dies ebenso freundlich aber bestimmt ab mit der Begründung, ich würde gerne die Musiktherapie in dem begrenzten Spielraum durchführen. Darauf beschließt und verkündet er ebenso bestimmt, er ginge dann allein für 10 Minuten hinunter und käme danach wieder herauf. Ich könnte ja vom Fenster aus zuschauen.

Er kommt auch wirklich bald wieder und beginnt ein Gespräch darüber, was ich denn glaube, wie lange er noch Musiktherapie machen müsse, ein Jahr oder wie lange noch?

Diesmal klingt die Frage nicht wie eine Ansage zum Machtkampf, sondern sehr ernsthaft, fast erwartungsvoll, und ich wundere mich über die Zeitvorgabe von einem Jahr. Ich frage zurück, was er denn glaube, was das Ziel der Therapie sei und wann er das erreicht haben könne. Darauf kann er mir sehr genau sagen, was das Ziel sei: Er müsse lernen mit Grenzen umzugehen und sie zu akzeptieren, z.B. andere nicht körperlich oder seelisch zu verletzen und sich an Abmachungen zu halten. Auf meine Nachfrage, wie er das denn lernen könne, sagt er, ich würde ihm dabei helfen, indem ich ihm das zeige und vormache (!?) und ihn ließe, bis er genug hätte.

Er drückt das alles sehr einfach aus, bringt aber auch Beispiele, so daß ich den Eindruck habe, daß er sehr genau weiß, worum es hier geht und was er davon hat. Ich bin sehr überrascht und lasse ihn etwas sprachlos gehen, als er gehen möchte.

Diesmal verstand ich seine Frage nach dem Ende der Therapie nicht wie einen Ausbruchsversuch, sondern eher wie ein 'Sichversichernwollen', ob ich ihn auch so lange begleiten werde, wie er das möchte und braucht. Als hätte er geahnt, daß ich mit dieser Stunde meine Fallstudie über seine Behandlung abschließen wollte, gab er mir durch sein Verhalten und verbal eine komplette Zusammenfassung davon, was er bereits gelernt hat und wofür er mich noch braucht.

Zusammenfassende Gedanken

Auch in dieser Phase der Behandlung ereignet sich neues 'Methodisch-Werden' als Zeichen dafür, daß Martin schon viel 'bewerkstelligt' hat und bereits 'anders-geworden' ist. Martin bringt nun 'Eigenes' mit in die Therapiestunde in Form seines Gameboys, später auch von Hörspiel- und Musikkassetten sowie eigener Themen.

Er übernimmt von nun an bewußter die Gestaltung der Stunde, was Inhalt und Dauer angehen. Er hat sich den Spielraum Musiktherapie damit 'angeeignet' und kann ihn nun für sich einrichten und nutzen.

Am Thema "Dauer der Therapie" wird der Widerstand festgemacht, das gibt Halt und wird zum geeigneten Übungsfeld für Verhandlungen.

Deutungen werden zunächst weiterhin abgewehrt, ermöglichen aber dennoch ein Anknüpfen an Vergangenes im Gespräch. Martins Gameboy scheint eine Art Übergangsobjekt geworden zu sein, das er beherrscht und das ihn stützt und schützt. Mit meiner ungeteilten Aufmerksamkeit läßt er mich an seinem Spiel teilnehmen - aber nicht mitspielen -, ohne seine Allmacht aufgeben zu müssen.

Distanz und Nähe lassen sich gut regulieren durch die aufgeteilte Aufmerksamkeit zwischen Spiel (oder Hören) und Sprechen, und man kann sich dabei und darüber vieles mitteilen. Er setzt diese Methode nun ganz gezielt für sich ein.

Seine ursprüngliche 'Lösungsmethode' schlägt noch einmal in der letzten Stunde vor den Weihnachtsferien durch. Wieder einmal muß er aus Trauer und Angst Beziehungen abbrechen, um die Trennung ertragen zu können. Dies ist vielleicht nicht nur als Rückschlag, sondern auch als ein Wendepunkt zu verstehen und trägt möglicherweise später noch zur 'Er-Lösung' bei.

Eine plötzliche Wende tritt ein, als ich nach einer Supervision auf das übliche Kampfthema "Warum und wie lange noch Therapie?" mit einem Wechsel auf die Beziehungsebene reagiere und das Thema "Trennung" benenne. Ich nehme nun mehr über die Gegenübertragungsgefühle wahr und höre auch die Untertöne in Martins Mitteilungen. Plötzlich ist aus einem 'coolen Macher' ein verletzter Jugendlicher gegeworden, der Schmerz und Enttäuschung fühlt und sich um einer guten Beziehung willen sogar entschuldigen kann.

Ein wichtiger Einschnitt ist auch meine eindeutige und gewaltlose Abgrenzung in der 30. Stunde bei Martins 2. Versuch, mich schlagen zu wollen. Die Deutung trifft ihn wie ein Blitz, und seine Reaktion bestätigt die Aussagen der Großmutter, daß er als Kind von der Mutter mißhandelt wurde. Dies erklärt nun auch seine Probleme in Beziehungen zu Frauen. Nach BIERMANN (1972, S. 100ff) sind mißhandelte Kinder ein Leben lang in ihren mitmenschlichen Beziehungen gestört und verunsichert, weil sie durch den dauernden Wechsel zwischen der gewährenden und der versagenden, bzw. vernichtenden Mutter ein Urmißtrauen erfahren haben. Nun werden auch Martins Spaltungstendenzen zwischen der 'bösen Mutter' (Frau B.) und der 'guten Mutter' (Frau A.) erklärbar, welche auf frühe Störungen hinzuweisen schienen.

Martin hat sich in dieser letzten Phase nach und nach den Spielraum erobert und zunutze gemacht. Er ist zur Nische für sein Lieblingsspiel geworden, bietet Raum zum Probehandeln und -verhandeln (Selbstbestimmen von Grenzen und Akzeptieren von Grenzen, Kompromisse finden wie beim Ausflug auf das Eis, usw.) und Raum für Fragen und Gespräche. Er kann sich inzwischen auch direkt im Gespräch 'mit-teilen' und mich um meine Meinung fragen, d.h. mich mitwirken lassen. Dies sind erste Anzeichen dafür, daß er nun Einwirkung auch als Unterwerfen und Unterworfen-Sein zulassen kann.

Innerseelisch hat sich manches umstrukturiert, Umbildung ist möglich, Stillstand und Auf-der-Stelle-Treten sind nicht mehr nötig, um Eigenes zu bewahren.

Martin hat 'bewerkstelligt', daß er nun die Situation und die Chancen in der Musiktherapie ergreifen und für sich nutzen kann. Er kann jetzt für sich sorgen und sich holen, was er braucht, im Gegensatz zu früher, wo er aus Trauer und Wut alle Chancen zerbrach und sich selbst schadete.

Durch das Anknüpfen an Vergangenes und durch das Wiederbeleben von Verdrängtem ist auch Umbildung wieder möglich geworden, innerhalb des Spielraumes und auch außerhalb, z.B. in der Beziehung zu seiner Mutter. Innerhalb und Außerhalb, Phantasie und Realität sind nun mehr verbunden. Sein übermäßiger Ausbreitungsdrang hat sich in dem 'befriedeten' Spielraum Musiktherapie über die Erfahrung von zuverlässigen Grenzen reguliert. Im Handeln und Verhandeln um die Grenzen hat er an Ausrüstung zur Konfliktbewältigung gewonnen.

So scheint Martin im Spielraum Musiktherapie die notwendigen Bedingungen für gelungene Lösungsgestalten geschaffen zu haben, wie es bereits in unserer ersten gemeinsamen Improvisation angeklungen ist.

Wie aber wird sich unser Schluß und sein weiterer Weg im Internat und zu Hause gestalten? Bis jetzt hat er immer noch Schwierigkeiten mit den Schlußbildungen. Zwar sind seine Schlüsse keine Abbrüche mehr, sondern seine vorher angekündigten Entscheidungen und somit Entschiedenheiten. Aber noch immer schließt er mich von dieser Entscheidung aus, kann also scheinbar sein 'Eigen-sein' hier noch nicht anders bewahren.

Martin hat selbst eine Wunsch- oder Zielvorstellung seines Weges entwickelt mit dem Plan, das Internat demnächst als Externer zu besuchen. Für ihn würde sich darin alles Wünschenswerte verbinden. Es könnte ein weiteres Teilziel der Musiktherapie sein, mit ihm zu schauen, was der wirkliche Grund dafür ist. Möglicherweise ist es seine Verlustangst oder das Gefühl von Ausgeschlossensein, unter dem nach GONSCHOREK die meisten Internatsschüler leiden. Er scheint seinen Vater so kontrollieren und eine neue Partnerschaft verhindern zu wollen. Diese Problematik muß in der weiteren Behandlung bearbeitet werden, damit es nicht durch neue Konflikte um eine mögliche Stiefmutter zu einem Zurückfallen in alte Ängste und Bewältigungsmethoden und gar zum neuerlichen Ausschluß aus dem Zuhause kommt.

Für die Bewältigung solch schwieriger Konflikte müßten sich Martins neue Fähigkeiten innerhalb und außerhalb der musiktherapeutischen Behandlung noch mehr bewährt haben. Die letzte Stunde hat gezeigt, daß er sich selbst sehr gut einschätzen und heute auch angemessen einfordern kann, was was er braucht.

Martins Behandlungsweg hat gezeigt, wie ein Kind an 'Brüchen' nicht zerbrechen muß, sondern über den Spielraum Musiktherapie seine Chancen ergreifen lernen und wieder 'ganz-werden' kann.

6. Schlußgedanken und Nachklänge

Die Fallstudie über die Behandlung des elfjährigen Martin versuchte darzustellen, wie im 'Spielraum Musiktherapie' seelische Gestaltbildung und Umbildung sich ereignen kann.

Festgefahrene Strukturen sowohl innerseelisch als auch in der Außenwelt konnten in Bewegung kommen und neue Formen bilden. Der Behandlungsauftrag des Klienten an die Musiktherapeutin, Befriedung und Umgrenzung bei der eigenen Haltsuche anzubieten, konnte musikalisch ausgedrückt und angefordert und im Laufe der ca. 40 Stunden bearbeitet werden.

Als Ergebnis zeichnet sich bereits eine Umbildung des Seelischen in neuen Verhaltensweisen des Klienten ab. Martin kann heute seinen inneren und äußeren Spielraum eher erkennen und ausschöpfen. So findet er immer mehr Halt in den Beziehungen zu anderen Menschen und zugleich auch mehr Autonomie. Endlich scheint Einnistung sich anzubahnen, wodurch seine Lebenslaufbahn auf Dauer gesichert würde.

Die weitere therapeutische Begleitung ist angebracht und vorgesehen, so lange wie Martin sie braucht und annehmen kann. Die Vorraussetzungen für eigene Einsicht und Entscheidung darüber scheinen im Laufe der Therapie gewachsen zu sein und müssen immer mehr berücksichtigt werden.

Martins Entwicklung erscheint insgeamt positiv. Sie läßt hoffen, daß er zunehmend lernt, mit seinen Schwierigkeiten zu leben.

Im Rahmen der Institution Internat hat sich die Musiktherapie so im Zusammenwirken mit der pädagogischen Seite, vertreten durch die Erzieherin Frau A., als wirksame Ergänzung und Chance zum 'Ganz-Werden' erwiesen. Dieses Zusammenwirken könnte, wie bereits in Kapitel 2 angedeutet, für viele Eltern und Kinder eine Lösung für ihre Probleme sein. Leider stehen dem jedoch viele Ängste und Mißtrauen, besonders von Eltern, vor Psychotherapie entgegen. Dies ist auch, neben den üblichen finanziellen Gründen, das Argument gegen eine offizielle Einbeziehung von therapeutischen Maßnahmen in das Angebot der Internatserziehung.

Schlußgedanken und Nachklänge 95

Musiktherapie in pädagogischen Einrichtungen wie Regel- und Sonderschulen oder Internaten bewegt sich immer im "Schnittfeld von Pädagogik und Therapie" (W. MAHNS 1990, S. 335). Theoretische Abgrenzungsversuche und Begründungen von DECKER-VOIGT u.a. (DECKER-VOIGT 1983, S. 21 ff) waren zur Standortbestimmung der Musiktherapie notwendig. In der praktischen Arbeit an Schulen, besonders in der Doppelrolle als PädagogIn und MusiktherapeuIn, gehört diese Standortbestimmung zur täglichen Aufgabe.

W. MAHNS (1987 und 1990) und H. SCHMIDT (1989) machen in ihren Beiträgen auf Versuche an Hamburger Sonder- und Grundschulen aufmerksam, wo bereits mit verhaltensauffälligen Kindern präventiv und integrativ mit Musiktherapie gearbeitet wird. MAHNS faßt das Anliegen dieser m.E. sehr sinnvollen und ermutigenden Bemühungen zusammen:

> "Eines ist dabei allen Ansätzen gemeinsam: die Erkenntnis, daß die Institution Schule in Zukunft mehr denn je gefordert ist, nicht allein methodisch-didaktische Verbesserungen vorzunehmen, sondern vor allem auch die Möglichkeiten für Diagnose und Behandlung von Störungen des Interaktionsverhaltens zu verbessern und die psychosozialen Belange der Schüler mit einzubeziehen" (MAHNS 1990, S. 335).

Schule - und wieviel mehr das Internat - ist heute für viele Kinder aus zerrütteten Familienverhältnissen der einzige Ort verbindlicher Beziehungen und Regelungen. So ist es m. E. auch Aufgabe und Pflicht dieser Einrichtungen, das seelische Befinden der Kinder zu beobachten und zu pflegen. Es gibt wohl vielerorts Überlegungen und Pläne für therapeutische Ergänzungsmaßnahmen in Schulen, aber auch hier fehlen die finanziellen Mittel ebenso wie Verständnis und Vertrauen in Psychotherapie. Nach SCHMIDT (ebd., S. 88) bedarf es noch großer Aufklärungsarbeit und Überzeugungskraft, um z.B. musiktherapeutische Begleitung in Regelschulen als notwendige Prävention einbeziehen und Schule damit menschlicher gestalten zu können (ebd., S. 95). Diese Fallstudie will einen Beitrag dazu leisten.

Der Ansatz, bereits in der Grundschule präventiv mit Musiktherapie zu wirken, wie SCHMIDT es aufzeigt, erscheint geradezu als ideale Lösung.

Allerdings halte ich die Vermischung der Pädagogenrolle mit der Therapeutenrolle, wie sie MAHNS praktiziert und wie es an Sonderschulen oft der Fall ist, nicht für gut. Der Schon- oder Schutzraum Musiktherapie sollte wirklich ein geschützter Raum sein, geschützt vor den Blicken und Ohren aller Lehrenden ebenso wie vor jeder Vermischung mit Lerninhalten und Leistungsanforderungen.

So erschien mir in meiner Arbeit im Internat das räumliche Hereingehen in die Einrichtung anfangs sogar noch zu viel zu vermischen. Später erkannte ich jedoch die besonderen Chancen, durch das Darinnensein auch 'Wirkung' und Klima der Einrichtung selbst erleben und die Klienten so besser verstehen und begleiten zu können.

Der Spielraum Musiktherapie als Ergänzung eines pädagogischen Auftrages in einem Internat - oder auch in Schulen - sollte frei und gebunden zugleich sein, wie Spielraum zu Anfang dieser Arbeit definiert wurde. Frei als Bewegungsraum, damit sich KlientInnen darin finden können, und gebunden an die Grenzen der Einrichtung und ihrer Personen, damit die KlientInnen weiter begleitet werden. Das Ineinander des Spielraumes Musiktherapie und des pädagogischen Raumes Internat - oder auch Schule - kann aber nur funktionieren, wenn es zu einem Zusammenwirken beider Seiten kommt. Wie MAHNS (1987, S. 33 u. 34) es für seine Arbeit in Sonderschulen formuliert, würde ich für meine weitere Arbeit im Internat, falls diese zu einer festen Einrichtung werden könnte, folgendes anstreben: Zu der sehr wertvollen Zusammenarbeit mit den zuständigen InternatserzieherInnen sollte auch eine Zusammenarbeit mit dem Lehrerkollegium kommen. In der Gesamtkonferenz aller PädagogInnen sollten Grundlagen und Anliegen der Musiktherapie vorgestellt werden, damit Mißtrauen und Vorurteile zuerst hier abgebaut werden und dies sich auf die Elternarbeit auswirken kann. Ebenso sollte die Abgrenzung zwischen Pädagogik und Therapie hier immer wieder von neuem reflektiert werden, um die Möglichkeiten der Musiktherapie als ERGÄNZUNG aufzuzeigen.

Nachklänge

Die Musiktherapie mit Martin wurde fortgeführt bis zur 48. Stunde, worauf die Sommerferien begannen. Da sich sein Widerstand gegen die Musiktherapie in dieser Zeit noch weiter verschärfte, schlug ich ein Treffen nach den Ferien vor, bei welchem er sich selber für oder gegen die Fortführung der Therapie entscheiden sollte. Von da an sollte die Therapie dann nicht mehr in der Schule, sondern in meinem eigenen Raum stattfinden, was für ihn auch Ausgang bedeutet hätte.

Nach den Sommerferien verweigerte er dann ganz strikt die Fortsetzung der Musiktherapie, ja sogar das verabredete Zusammentreffen.

Acht Monate später erhielt ich einen Anruf von Martin, in welchem er - hörbar in großer Not - anfragte, ob er wohl wieder zu mir zur Musiktherapie kommen könne. Ihm drohe abermals ein Verweis von der Schule. Er schaffe es nicht alleine, und es sei doch besser mit ihm gewesen, als er bei mir Therapie gehabt hätte.

Er kam dann in der Zeit zwischen den Oster- und den Sommerferien insgesamt elf Stunden zu mir und mußte dafür eine ziemlich umständliche Fahrerei quer durch die ganze Stadt unternehmen. Wieder zeigte er sich anfangs sehr 'brav', verfiel aber schon bald wieder in den alten Machtkampf um Grenzen, nutzte aber auch einen Teil der Zeit, um mir vieles zu erzählen, was in seinem Kopf durcheinanderging, z.B. über Konflikte in der Schule oder zu Hause. Daß der Vater ihn eines Tages hinausgeworfen hatte, weil Martin sich dem 9jährigen Sohn der Freundin des Vaters gegenüber sehr brutal verhalten hatte, erzählte er mir allerdings nicht. Dies erfuhr ich erst später durch ein Telefonat mit der Mutter, die mich eines Tages anrief und bei mir all ihre Sorgen und Ängste um Martin und ihre ganze Hilflosigkeit ablud. Bei ihr hatte er nach dem väterlichen Rauswurf Zuflucht gesucht und erlebt, daß den Vater nicht sonderlich interessierte, wo er gelandet war. Aber er mußte dorthin zurückkehren, da der Vater das Sorgerecht hat und es nicht zulassen will, daß Martin ganz bei der Mutter bleibt.

Den Andeutungen von Martin konnte ich entnehmen, daß er sich vom Vater sehr im Stich gelassen fühlte und für die bevorstehende Sommerreise im Wohnmobil mit dem Vater, dessen Freundin und deren Sohn wilde Pläne schmiedete, wie er die Partnerschaft der beiden auseinanderbringen könne.

Wieder versuchte er das Ende der Therapie - den Abschied - zu umgehen, indem er durch eine schnelle und sehr oberflächliche Einigung mit mir die letzte Stunde einfach weghandelte. Der vorzeitige Abschied war dann für uns beide sichtbar traurig und trostlos. Wie schon so oft spürte ich auch hier wieder sehr massiv seine ganze Hilflosigkeit, Leere und Trauer, die er sonst immer durch Großtuerei überspielte.

Im Herbst erfuhr ich dann, daß Martin nicht versetzt worden war. Zu Weihnachten war er bereits von der Schule verwiesen worden, weil er nicht mehr tragbar war. Auch die Erzieherin Frau A. hatte ihn nur noch als zu große Belastung empfunden und war erleichtert, als er endlich weg war.

Der Vater war schon im Herbst nicht mehr bereit gewesen, für weitere Musiktherapiestunden aufzukommen, da Martin öffentlich damit geprahlt hatte, er könne sich seine eigene Therapeutin leisten.

Es hat den Anschein, als sei Martins alte Lebensmethode wieder wirksam geworden. Seine Lebenslaufbahn scheint nun doch ernsthaft und dauerhaft gefährdet, da er vermutlich weder beim Vater noch bei der Mutter noch in einer neuen Halbtages-Regelschule den Halt finden wird, den er braucht. Wahrscheinlich wird er nun nach Belieben zwischen beiden Eltern hin- und herpendeln und gar keine Grenzen mehr zu spüren bekommen. Er selbst hat alle für ihn wichtigen Beziehungen aufs Spiel gesetzt, immer wieder Abbrüche provoziert und somit seine Einnistung im Internat verhindert.

Niemand weiß genau, welche Kräfte das Seelische eines Menschen noch entwickeln kann und wird, welche Erfahrungen wichtig und gut waren und später noch wirksam werden können. Martin würde sicher noch eine Weile Hilfe gebrauchen. Ich kann nur hoffen und wünschen, daß er seine großen seelischen Kräfte wieder dafür einsetzt, diese Hilfe zu bekommen, und daß er nicht im 'grenzenlosen All' seiner Fernseh- und Computerphantasiewelt verlorengeht.

Anhang
Notenbild der beschriebenen Musik

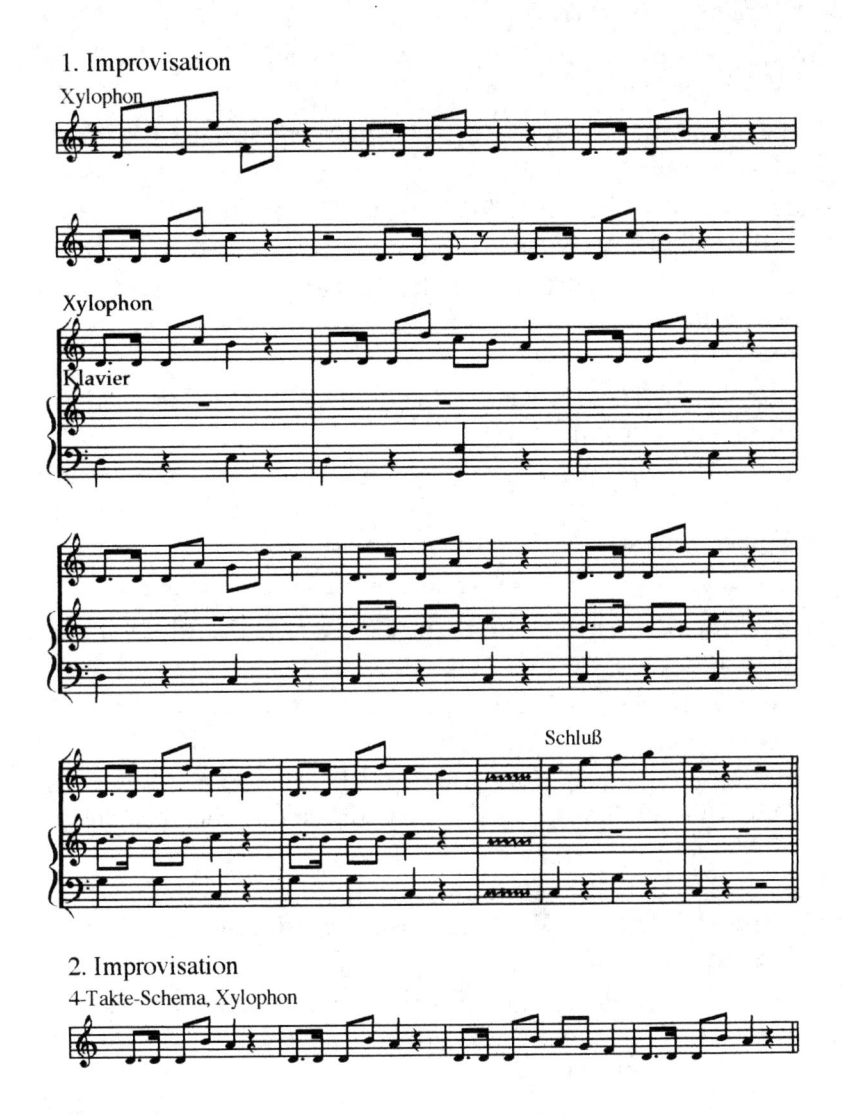

1. Improvisation
Xylophon

Xylophon

Klavier

Schluß

2. Improvisation
4-Takte-Schema, Xylophon

Literaturverzeichnis

Axline, Virginia M. (1971): Kinder-Spieltherapie im nicht-direktiven Verfahren. München/Basel

Berk, Hermann-Josef (1975): Psychologische Untersuchung zur Wirkungseinheit Verwahrlosung. Diss. Köln

Biermann, Gerd (1972): Die psychosoziale Entwicklung des Kindes in unserer Zeit. München

Biermann, Gerd (Hrsg.) (1991): Handbuch der Kinderpsychotherapie. Frankfurt am Main

Crowe, Barbara J. (1985): Einzelmusiktherapie mit einem verhaltensgestörten Jungen. In: Musiktherapeut. Umschau 6. Stuttgart, S. 313 - 315

Decker-Voigt, Hans-Helmut (Hrsg.) (1983): Handbuch Musiktherapie. Lilienthal/Bremen

Decker-Voigt, Hans-Helmut u.a. (1993): Kindermusiktherapie. Hamburger Jahrbuch zur Musiktherapie und intermodalen Medientherapie Bd. 3. Lilienthal/Bremen

Duden Band 7 (1963): Das Herkunftswörterbuch. Mannheim

Freud, Anna (1989): Einführung in die Technik der Kinderanalyse. Frankfurt am Main

Freud, Anna (1993): Zur Psychoanalyse der Kindheit. Frankfurt am Main

Friis-Zimmermann, Barbara (1993): Die Harmonika weint. In: DECKER-Voigt u.a.: Kindermusiktherapie. Lilienthal/Bremen, S. 38 - 46

Füg, Rosemarie (1983): Musiktherapie als Weg in einer veränderten Umwelt. In: Decker-Voigt u.a.: Kindermusiktherapie. Lilienthal/Bremen, S. 17 - 24

Gonschorek, Gernot (1979): Erziehung und Sozialisation im Internat: Ziele, Funktionen und Strukturen komplexer Sozialisationsorganisationen. München

Hamann, Peter (1993): Kinderanalyse. Zur Theorie und Technik. Frankfurt am Main

Hegi, Fritz (1988): Improvisation und Musiktherapie. Paderborn

Klein, Melanie (1971): Die Psychoanalyse des Kindes. München

Klußmann, Rudolf (1993): Psychotherapie. Berlin/Heidelberg

Knill, Paolo J. (1982): Strukturparallelen zwischen Musiktherapie und Spieltherapie. In: Musiktherapeutische Umschau 3. Stuttgart, S. 1 - 8

Knoop, Anneliese (1977): Internate - Aufgaben und Angebote der Heimschulerziehung. Tübingen

Körner, Jürgen (1989): Arbeit an der Übertragung? Arbeit in der Übertragung! In: Forum der Psychoanalyse 5. Berlin/ Heidelberg, S. 209 - 223

Loos, Gertrud K. (1982): Weibliche Beweggründe im therapeutischen Handeln. In: Musiktherapeutische Umschau 3. Stuttgart, S. 245 -254

Loos, Gertrud K. (1986): Spiel-Räume. Stuttgart/New York

Mahns, Wolfgang (1990): Die musiktherapeutische Behandlung eines achtjährigen mutistischen Kindes. In: Frohne-Hagemann (Hrsg.): Klinische Musiktherapie als integrative Psychotherapie. Paderborn, S. 335 ff

Mahns, Wolfgang (1987):. Zur Praxis der musiktherapeutischen Einzelbehandlung in der Sonderschule. In: Decker-Voigt: Musik und Kommunikation. Lilienthal/Bremen

Maurer, Ulrike (1992): Möglichkeiten und Grenzen der Gruppenmusiktherapie mit verhaltensauffälligen Kindern. Unveröfftl. Diplomarbeit Münster

Mentzos, Stavros (1992): Neurotische Konfliktverarbeitung. Frankfurt am Main

Nagera, Humberto (Hrsg) (1991): Psychoanalytische Grundbegriffe. Frankfurt am Main

Priestley, Mary (1980): Analytische Musiktherapie und musikalischer Respons. In: Musiktherapeutische Umschau 1. Stuttgart, S. 21 - 26

Priestley, Mary (1982):. Musiktherapeutische Erfahrungen. Stuttgart

Priestley, Mary (1983):. Analytische Musiktherapie. Stuttgart

Reichert, Bernd (1984): Spieltherapie und Musiktherapie. Unveröfftl. Diplomarbeit, Heidelberg

Salber, Wilhelm (1981): Wirkungseinheiten. Köln

Salber, Wilhelm (1965):. Morphologie des seelischen Geschehens. Ratingen

Sandler, J., Kennedy, H., Tyson, R. L. (1982): Kinderanalyse. Frankfurt am Main

Schalkwijk, Franz (1992): Unterschiedliche Konzepte beim Einsatz von Musik in der Therapie. In: Musiktherapeutische Umschau 13. Stuttgart, S. 187 - 202

Schmidt, Holger (1993): Die präventive Arbeit mit Grundschulkindern. In: Decker-Voigt (Hrsg.): Kindermusiktherapie. Lilienthal/ Bremen

Tüpker, Rosemarie (1983): Morphologische Arbeitsmethoden in der Musiktherapie. In: Musiktherapeutische Umschau 4. Stuttgart, S. 247 - 264

Tüpker, Rosemarie (1988): Ich singe, was ich nicht sagen kann - Zu einer morphologischen Grundlegung der Musiktherapie. Regensburg; *Neuauflage, Münster 1996*

Tüpker, Rosemarie (1989): Beschreibung und Rekonstruktion - Methodik der Auswertung musiktherapeutischer Improvisation. Unveröfftl. Manuskript eines Vortrags an der Universität Ulm

Tüpker, Rosemarie (1992): Zur Bedeutung künstlerischer Formenbildung in der Musiktherapie. In: Decker-Voigt (Hrsg): Spiele der Seele. Bremen

Winkens, Hans-Joachim (1989): "Problemkinder" in kirchlichen Internaten für weiterführende Schulen als pädagogische Herausforderung und Chance. Unveröfftl. Diplomarbeit Münster

Weymann, Eckhard (1991): Spielräume - Zur Wirkungsweise des Improvisierens in der Musiktherapie. In: Decker-Voigt (Hrsg.): Musik und Kommunikation. Sonderreihe Tagungsberichte Bd. 2. Lilienthal/Bremen

Winnicott, Donald W. (1991): Von der Kinderheilkunde zur Psychoanalyse. Frankfurt am Main

Winnicott, Donald W. (1993): Vom Spiel zur Kreativität. Stuttgart

Zulliger, Hans (1990): Heilende Kräfte im kindlichen Spiel. Frankfurt am Main

Irene Müller

Ein Junge spricht nicht - auf der Suche nach Verstehen in der Kindermusiktherapie

1. Einleitung

"Da hat eine Mutter einen Jungen angemeldet, der nicht spricht." Mit diesen Worten bekam ich im Frühjahr 1993 die Anfrage, ob ich an der Musikschule, an der ich arbeitete, eine Musiktherapie mit einem behinderten Kind durchführen würde. Wie ich später erfuhr, handelte es sich um einen sechsjährigen Jungen, dem eine Entwicklungsverzögerung und schwere Sprachstörung diagnostiziert wurde. Ich sagte zu und begann kurze Zeit später die Behandlung.

Charakteristisch für die Begegnungen während der Stunden war von Anfang an, daß ich wenig oder gar nichts verstand von dem, was sich zwischen mir und dem Kind abspielte. Er sprach nichts bis auf ein paar Worte, er machte fast gar keine Musik, und er rief starke Gefühle in mir hervor, die mich verunsicherten und zu vielen Fragen führten. Der Ansatz dieser Fallstudie, den Aspekt des *Verstehens* näher zu beleuchten, erwuchs deshalb zunächst aus ganz praktischen Problemen einer Berufsanfängerin. Meine Suche nach Verstehen bedeutete in diesem Sinne, einen Zugang zu dem Jungen zu finden und damit auch die Entwicklung meiner therapeutisch-empathischen Kompetenz. Therapeutische Vorannahme war, daß es sich hier um eine Psychotherapie handelt, bei der ich das Seelische des Jungen verstehen und innerhalb der therapeutischen Beziehung behandeln möchte. Diesen Verstehensweg werde ich in dem praktischen Teil der Arbeit nachzeichnen.

Mit dem Begriff des Verstehens ist darüber hinaus ein hermeneutisch-wissenschaftlicher Zugang zum Fallmaterial gemeint. Ich folge dabei einem wissenschaftlichen Vorgehen, das als grundlegend für qualitative Forschungsmethoden anzusehen ist, in welchem ich selbst an der Entstehung der Prozesse, die ich untersuche, beteiligt bin. Dies schließt mit ein, daß das schrittweise Verstehen, je nach auftauchendem Material, subjektivem Erleben und theoretischer Reflexion wiederum die Behandlung und damit den Untersuchungsgegenstand veränderte. Für qualitative Forschungsmethoden besteht daneben die wissenschaftstheoretische Forderung nach intersubjektiver Nachvollziehbarkeit der einzelnen Schritte (vgl. TÜPKER 1990b, 14), was zur Folge hat, daß ich viele Phänomene detailliert und konkret beschreiben werde. Besonders wichtig für die therapeutische

Arbeit war zudem die Supervision der Behandlung, was eine weitere Kontrolle der Untersuchung darstellt (ebd., 12).

Im ersten Teil der Arbeit werde ich die theoretischen Bezugssysteme, die für den Verstehensprozeß wichtig waren, voranstellen. Diese entstammen der Psychoanalyse, daraus hervorgehenden frühkindlichen Entwicklungstheorien und der morphologischen Psychologie. Ich verwende die Verstehensansätze der Morphologie und Psychoanalyse nebeneinander, wobei ich davon ausgehe, daß sie sich nicht widersprechen, sondern aufeinander aufbauen, wie SALBER hervorhebt (vgl. ders. 1980). Beide Systeme haben die *Konstruktion* dessen zum Ziel, wie "Seelisches aus Seelischem hervorgeht" (ebd., 27). S.FREUD beschreibt den Re-Konstruktionsvorgang in der analytischen Arbeit, indem er ihn mit der Arbeit eines Archäologen vergleicht, der ein "Bauwerk der Vergangenheit ausgräbt" (ders. 1992, 117). Reste und Bruchteile werden zu einem Ganzen wiederhergestellt, Verlorenes wird ergänzt. Austragungsort dieses Geschehens ist in der Psychoanalyse die Übertragungsbeziehung. Spätere Autoren weisen darüber hinaus auf die Bedeutung des handelnden Agierens und das Szenische in der therapeutischen Interaktion hin (vgl. Kap. 2.1.).

Es ist nun zu fragen, was die frühkindlichen Entwicklungstheorien als zweiten Bezugsrahmen zum Verstehen beitragen können. Sie richten den Blick auf die Wahrnehmung der Person innerhalb ihrer frühen Beziehungen und auf die Geschichtlichkeit der seelischen Erscheinungen. Sie dienen dem Re-Konstruktionsprozeß als Bilder für umfassendere Kontexte, in die sich die Beschreibungen des konkreten Materials einbinden lassen (vgl. Kap. 2.2.).

Von einem Konstruktionsbegriff geht auch die Morphologie aus. "Der Patient kommt in die Behandlung mit Umgangswerken, die er "seit Ewigkeiten" mit der Welt aus-gehandelt hat. Wir haben daher die Garantie, daß er auch in der künstlichen Situation der "Behandlung" sein ganzes bis dahin gelebtes Leben ins Werk setzen wird." (GROOTAERS 1994, 24). Diese "Umgangswerke" gilt es zu verstehen und zu rekonstruieren. Darüber hinaus hilft die Morphologie, Seelisches `quer´ durch sämtliche Medien, die es wählt, zu erkennen. So bietet sie eine Systematik zum `Querlesen´ seelischen Geschehens innerhalb von Behandlungsabläufen (vgl. Kap. 2.3.).

Die Konzeption meines musiktherapeutischen Vorgehens entwickelte sich im Laufe der Behandlung. Ein wichtiger Grund dafür ist, daß es kein ausgearbeitetes Konzept mit "musikpsychotherapeutischer" (STROBEL 1990, 313) Ausrichtung für diese spezielle Zielgruppe der Entwicklungsverzögerung und Sprachstörung im deutschsprachigen Raum gibt. ALDERIDGE et. al. (1994) haben zwar eine Untersuchung über die Wirkungsweise musiktherapeutischer Behandlung entwicklungsverzögerter Kinder durchgeführt. Zugrunde liegt jedoch das musiktherapeutische Konzept von NORDOFF/ROBBINS (1986), das keinen psychotherapeutischen Verstehenshintergrund hat und das ich deshalb nicht hinzuziehen wollte.

Darüber hinaus gibt es verschiedene Veröffentlichungen zur psychoanalytisch orientierten Musiktherapie mit geistig Behinderten (vgl. PRIESTLEY 1982; B.MAHNS 1985; NIEDECKEN 1989; dies. 1994; HEAL 1991; BECKER 1994). Diese beziehen sich jedoch entweder auf schwer geistig behinderte Menschen oder, wie bei BECKER, auf eine Gruppentherapie. Über eine analytisch orientierte Musiktherapie mit einem mutistischen Kind veröffentlichte W.MAHNS (1990) einen Fallbericht. In der vorliegenden Arbeit geht es zwar um eine andere Form von Sprachstörung, in meinen therapeutischen Zugangsweisen finden sich jedoch Übereinstimmungen mit dem Ansatz von MAHNS. Die vorliegende Fallstudie stellt einen Schritt auf dem Weg zu einer konzeptionellen Entwicklung musikpsychotherapeutischer Einzelarbeit mit entwicklungsverzögerten, sprachgestörten Kindern dar.

2. Verstehenswege

In diesem theoretischen Teil der Arbeit werden die Bezugssysteme vorgestellt und erläutert, die für das Verstehen des Fallmaterials von Bedeutung waren. Stellen sich Bezüge und Entsprechungen zwischen den Begriffen des psychoanalytischen und des morphologischen Kontextes her, wird im Text darauf verwiesen.

2.1. Das psychoanalytische Bezugssystem

Da das psychoanalytische Bezugssystem heutzutage bereits in den meisten psychotherapeutischen Ansätzen und Schulen Eingang gefunden hat, werde ich die Grundlagen der psychoanalytischen Theorie und Behandlungstechnik nicht näher erläutern (vgl. S. FREUD 1991; 1992; SANDLER 1991). Ebenso verweise ich auf die Schriften zur psychoanalytischen Objektbeziehungstheorie, die die klassische Psychoanalyse erweiterten (vgl. BACAL/NEWMAN 1994). Für das Verstehen des vorliegenden Fallmaterials werden wichtige Begriffe aus dem psychoanalytischen Bezugssystem ausgewählt. Als Mittel des Verstehens dient darin die Interaktion zwischen TherapeutIn und PatientIn. Erläutert werden Begriffe wie das "Übertragungs- und Gegenübertragungsgeschehen" (S.FREUD 1992; RACKER 1993) und darauf aufbauend der "Handlungsdialog" (KLÜWER 1983). Dies mündet in eine spezifische Sichtweise, die LORENZER (1970; 1983) das "szenische Verstehen" nennt.

2.1.1. Zur Übertragung und Gegenübertragung

Den Begriff der "Übertragung" verwendet S.FREUD für die Wiederbelebung der Phantasien, Einstellungen und Gefühle bezüglich der frühen Objekte gegenüber der Person der AnalytikerIn (1992, 49ff). Sie ist nach S.FREUDs Worten der "mächtigste Hebel des Erfolgs" (ebd., 41) der Therapie. Sie kann neben einer positiven auch eine negative Seite haben, wenn sie zum Widerstand gegenüber der AnalytikerIn wird. Eine positive Übertragung wird als Voraussetzung für das Arbeits- oder Behandlungsbündnis betrachtet. Zu den Begriffen "positive und negative Übertragung", "Widerstand" und "Behandlungsbündnis" verweise ich auf SANDLER

(1991). In der Übertragungsbeziehung können nach RACKER alle Erlebnisse und Konflikte der Vergangenheit wiederbelebt werden, wobei die Chance besteht, daß diese nun anders beantwortet, das heißt weder abgewehrt noch bestraft werden (1993, 124).

Der Begriff der "Gegenübertragung" ist unter verschiedenen Gesichtspunkten ausgelegt worden (vgl. SANDLER 1991, 63). Er wurde ursprünglich von S.FREUD analog zur Übertragung gesehen, nämlich als Neuauflage der Kindheitserfahrungen der AnalytikerIn auf die AnalysandIn. Er war der Meinung, sie sei schädlich für die Therapie, da sie "blinde Flecke" (1992, 56) in der Wahrnehmung der AnalytikerIn hinterlasse und deshalb durch Eigenanalyse rechtzeitig zu erkennen und auszuschalten sei. Im folgenden wird diese Form "klassische Gegenübertragung" genannt.

Meine Auffassung des Begriffes entspricht dem viel weiter gefaßten Verständnis von HEIMANN, die die besondere Bedeutung der Gegenübertragung als ein "Forschungsinstrument für die unbewußten Prozesse des Patienten" (1964, 485) heraushebt. Sie benutzt den Begriff für sämtliche Gefühlsregungen, die in der AnalytikerIn im interaktionären Prozeß mit der PatientIn auftauchen. Heute wird in psychoanalyisch orientierten Therapien die Gegenübertragung nicht nur als Ausdruck unbewältigter Konflikte der TherapeutIn gesehen und somit als Fehlerquelle, die behoben werden muß. Die auftauchenden Gefühle der TherapeutIn können ihr als Verstehensweg dienen, Einsichten über das aktuelle Übertragungsgeschehen und die Rollenzuschreibungen der PatientIn zu erlangen.

RACKER unterscheidet diesbezüglich neben der klassischen Gegenübertragung die "konkordante" und die "komplementäre Identifizierung" (1993, 157ff). Die komplementäre Identifizierung bedeutet, daß die PatientIn die TherapeutIn wie ein inneres Objekt behandelt, ihr quasi eine Rolle zuweist, wodurch die TherapeutIn sich mit diesem Objekt identifiziert und versucht ist, entsprechend zu agieren (vgl. Kap. 2.1.2). Diese neuaufgelegte Interaktionsszene kann nun noch einmal durchgearbeitet werden.

Die konkordante Identifizierung ist eine Identifizierung der TherapeutIn mit den Teilen der Persönlichkeit, die die PatientIn gerade zeigt. Nach RACKER ist diese Art der Gegenübertragung eine gelungene Einfühlung und die Voraussetzung für Verstehen (ebd. 158). Die TherapeutIn kann dadurch die alte Interaktionsszene vom Standpunkt der PatientIn aus empfinden. Diese Vorstellung ist auch im morphologischen Begriff der "Mitbewegung" enthalten (vgl. Kap. 2.3.2.).

In der analytisch orientierten Musiktherapie kommt ein spezifisches Umgehen mit den Gegenübertragungsphänomenen hinzu. So weist METZNER darauf hin, daß beim Mitspielen und Improvisieren der TherapeutIn deren infantiles Konfliktmaterial sowie persönlichkeitsbedingte Reaktionen als auch das eigene Musikverständnis miteinfließen können, was bei der Reflexion und dem Verstehen des Materials einzubeziehen sei (1993, 21). In Anlehnung an RACKER übertragen PRIESTLEY und METZNER die Begriffe der komplementären und konkordanten Identifizierung auf die musikalische Beziehung. Nach PRIESTLEY kann die MusiktherapeutIn mit ihrem musikalischen Ausdruck der PatientIn ihre komplementären und konkordanten Gegenübertragungsgefühle wiederspiegeln und durch ihr eigenes Mitspielen wiederum Aufschlüsse über die Gefühle der PatientIn erhalten (1993, 54ff). Hierzu weist NITZSCHKE auf eine besondere Qualität der Musik hin. Nach ihm kommt das therapeutische Improvisieren dem "coenästhetischen" Wahrnehmen nach SPITZ (1992, 151ff) und damit dem Erfassen präverbaler und archaischer Gefühlqualitäten näher als die Sprache. Diese Form der Gegenübertragung nennt NITZSCHKE "Resonanz" oder "Antwort geben" im Sinne des frühen Mutter-Kind-Dialogs (1985, 14). Für weitere Möglichkeiten des musiktherapeutischen Umgangs mit Gegenübertragungsphänomenen verweise ich auf PRIESTLEY (1983; 1993).

Zu der Frage, ob auch Kinder in der Therapie eine Übertragung bilden, äußern sich bereits die frühen Kinderanalytikerinnen A. FREUD und KLEIN, die darin kontroverser Auffassung sind. KLEIN folgt streng dem Ideal der Erwachsenenanalyse und deutet so früh wie möglich sämtliche Spiel- und sonstigen Äußerungen des Kindes in bezug auf die Übertragung zur AnalytikerIn und auf ihren symbolischen, libidinösen Inhalt. Sie geht von einer "spontanen Übertragungsfähigkeit" (1971, 35) des Kindes aus. A.FREUD ist dagegen der Auffassung, daß die Übertragung zur AnalytikerIn erst aktiv durch diese herbeigeführt werden muß (1989, 31ff). Sie geht davon aus, daß keine "Übertragungsneurose" vom Kind gebildet wird. Bei der erwachsenen AnalysandIn hat diese zur Voraussetzung, daß sie ihre alten Objekte aufgibt und nun alle Phantasien und Wünsche um die Person der AnalytikerIn rankt. Das Kind ist jedoch nach KLEIN "nicht wie der Erwachsene bereit, eine Neuauflage seiner Liebesbeziehungen vorzunehmen, weil - so könnte man sagen - die alte Auflage noch nicht vergriffen ist. (...) Der Analytiker tritt als eine neue Person in diese Situation ein, er wird sich wahrscheinlich mit den Eltern in die Liebe oder den Haß des Kindes zu teilen haben." (ebd., 57).

In der vorliegenden Untersuchung gehe ich wie KLEIN von der Bildung einer Übertragungsbeziehung aus, die auch neurotische Elemente aufweist. Jedoch neige ich bezüglich der analytischen Haltung und der Deutungen eher zu dem Ansatz von A. FREUD, die erst aktiv eine stabile Übertragungsbeziehung zu den Kindern aufbaut, und auch erzieherische Einflußnahme für unumgänglich hält. Die Analyse meiner Gegenübertragung ist ein wichtiger Verstehensweg der vorliegenden Untersuchung. Da der behandelte Junge nicht spricht, bin ich in der Interaktion mit ihm auf meine Empathie und Gegenübertragung angewiesen, um zu verstehen, was er mir in der Übertragungssituation zeigt. Darüber hinaus werden Deutungen "*in* der Übertragung" wichtig und weniger die Einsicht vermittelnden Übertragungsdeutungen "*an* der Übertragung" (KÖRNER 1989, Hervorh. J.K.). Ebenso muß ich das Agieren und Mitagieren reflektieren, das KLÜWER (1983) den "Handlungsdialog" nennt.

2.1.2. Zum Handlungsdialog

Mit dem Begriff des "Handlungsdialoges" meint KLÜWER, daß die Übertragung und Gegenübertragung im Behandlungsprozeß nicht nur im verbalen Dialog, sondern auch durch das unbewußte Handeln aus der Übertragung heraus in Erscheinung tritt. Analog zur Gegenübertragung sieht er das "Agieren" und "Mitagieren" nicht als einen Behandlungsfehler, sondern als ein wichtiges Mittel des Verstehens der inneren Vorgänge in der PatientIn (1983, 828). Wie auch SONDERMANN beschreibt, zeigen die PatientInnen eine unbewußte Tendenz, "den Therapeuten (als Objekt der Übertragung) zu behandeln, etwas mit ihm zu machen (z.B. ihn zu verwirren, zu besänftigen, zu quälen oder zu schonen...)" (1991, 6). KLÜWER ist der Auffassung, je größer die Spannung innerhalb der therapeutischen Beziehung ist, desto mehr neigt die TherapeutIn dazu, von der Forderung nach einer abstinenten Grundhaltung abzuweichen und unbewußt im Sinne der ihr übertragenen Rollenzuweisung zu handeln. "Das divergierende Verhalten taucht in der Regel in kleinen, unscheinbaren, beiläufigen Zügen auf, die aber vom Patienten unbewußt als Signale dafür aufgenommen werden, daß es ihm gelungen ist, den Analytiker zu etwas zu verführen." (1983, 832). Dieses "wechselseitige Behandeln" (ebd. 838), wie er es nennt, findet eine ähnliche Umschreibung in dem morphologischen Begriff des "Methodisch-Werdens", als einem Ineinandergreifen der jeweiligen Methoden von TherapeutIn und PatientIn (vgl. Kap. 2.3.3.). Die Handlungsdialoge lassen sich nach KLÜWER am ehesten durch Supervisionsgruppen erkennen und aufarbeiten, da diese wiederum als "Resonanzkörper" (ebd., 830) für die beschriebenen Phänomene wirken. Bleibt der Handlungsdialog unerkannt und unbearbeitet, kommt es, so KLÜWER, häufig zu einem Stillstand an dem jeweiligen Punkt der Behandlung.

Zur Bedeutung des Handlungsdialoges geht LACHAUER noch einen Schritt weiter. Er ist für ihn "nicht nur eine Gelegenheit, neue Einsichten und Deutungen über die inneren Vorgänge des Patienten zu gewinnen. (...) Neben der Erarbeitung von Einsicht liefern auch die Handlungen selbst einen gleichwertigen Beitrag des Analytikers für die Möglichkeit eines Patienten sich zu verändern" (1991, 1083). Wendepunkte in der Behandlung gehen nach ihm häufig erst mit Handlungsänderungen der TherapeutIn einher. Dadurch könne sich die PatientIn mit der TherapeutIn identifizieren und eine korrigierende emotionale oder reifer entwickelte Neuerfahrung machen. Dabei sieht er als wesentlichen Aspekt, daß die TherapeutIn in einen Konflikt gebracht wird, "der dem inneren, vom Patienten nicht oder nur um den Preis seiner Symptomatik gelösten Konflikt entspricht." (ebd., 1094). Auch für den Bereich der sogenannten frühen Störungen gilt dies nach LACHAUER, wobei er hier von einer "Reaktion des Analytikers als Person" (ebd., 1095) spricht. Die TherapeutIn muß eine in Handlungen umgesetzte Reaktion zeigen, die über das Deuten hinausgeht und eine Lösung darstellt, mit der die PatientIn sich identifizieren kann. Damit wird der Handlungsdialog selbst, das bewußt eingesetzte Handeln der TherapeutIn, zu einem Deutungsmittel und damit Mittel des Verstehens. Nach LACHAUER ist am Fortgang der Behandlung zu erkennen, ob der handelnde Eingriff der TherapeutIn eine Veränderung herbeiführen konnte oder nicht (ebd. 1094).

Dieser Vorgang findet auch in dem morphologischen Bezugssystem eine ähnliche Beschreibung in dem ´inneren Ruck´, den die Behandlung erfährt, wenn die TherapeutIn durch ihr erweitertes Verstehen beispielsweise beim Musikmachen in veränderter Weise mitspielt oder - bei Kindertherapien - einen Spieleingriff macht (vgl. TÜPKER 1995, 4ff). Auch der morphologische Begriff des "gemeinsamen Werkes der Behandlung" beschreibt einen ähnlichen Vorgang wie den Handlungsdialog, beide weisen auf das wechselseitige und gleichzeitige Behandeln in der therapeutischen Interaktion hin (vgl. Kap. 2.3.2.).

In dem vorliegenden Fall ist die Reflexion des Handlungsdialoges von großer Bedeutung, da sich das Seelische des Jungen nicht im verbalen Dialog, sondern in Spielen und Handlungen ausdrückt. Dadurch entwickle ich ein Setting, in welchem ich selbst mitspiele und nachträglich erst verstehe und deute. Das Agieren und Mitagieren steht häufig im Mittelpunkt des Geschehens, was erst mit Hilfe der Supervisionsgruppe verstehbar werden kann. Auch kommt es zu Veränderungen innerhalb der Behandlung durch Interventionen von mir, die im Handlungsdialog stattfinden, wie es den Darstellungen von LACHAUER entspricht.

Der Frage, wie die unbewußten Inszenierungen innerhalb der therapeutischen Interaktion zu einem bewußten Verstehen gelangen können, ist LORENZER (1970; 1983) nachgegangen. Er entwirft eine Metatheorie des psychoanalytischen Verstehens, in der das "Szenische" des in der Therapie auftauchenden Materials in den Mittelpunkt gerückt wird.

2.1.3. Zum szenischen Verstehen

LORENZER beschreibt mit der Herstellung einer zusammenhängenden Szenerie in der analytischen Therapie zunächst etwas ähnliches wie den Handlungsdialog. Beide Begriffe stellen das Gemeinsame zwischen AnalytikerIn und PatientIn in der Übertragungs- und Gegenübertragungssituation heraus. So ist nach LORENZER "der Analytiker niemals »außerhalb« der Erzählungen des Patienten. Nicht weniger entscheidend kommt hinzu, daß dieses Verhältnis vom Psychoanalytiker *real* eingenommen wird. Der Analytiker steht nicht in beschaulicher Distanz zum Patienten, um sich - wie aus einer Theaterloge - dessen Drama anzusehen. Er muß sich aufs Spiel mit dem Patienten einlassen, und das heißt, er muß selbst die Bühne betreten. Er nimmt real am Spiel teil." (1983, 112f, Hervh. A.L.). Diese Vorstellung ist auch in dem morphologischen Begriff des "gemeinsamen Werkes der Behandlung" enthalten (vgl. Kap. 2.3.2.).

LORENZER geht darüber hinaus der Frage nach, wie in diesen Szenen das sprachgebundene Bewußtsein der AnalytikerIn einen Zugang zum nichtsprachlichen Unbewußten der PatientIn finden kann und damit Einsicht und Verstehen erreicht. Er kommt zu dem Schluß, daß die Szenen ähnlich zu behandeln sind wie das Traummaterial. In der Szene sind die vorsprachlichen, auf einer körperlichen Ebene manifest gewordenen, auch intrauterinen "Erinnerungsspuren" (ebd., 100) vergangener Erlebnisse und Beziehungen enthalten. Diese sind nach LORENZER nicht mit gegenständlichen Sachvorstellungen zu vergleichen, sondern der Abdruck einer komplexen früheren "Interaktionserfahrung" (ebd.). Damit stellt er heraus, daß Seelisches sich innerhalb von Szenen und Interaktionserfahrungen entwickelt hat, welche sich nun in der Wiederbelebung zeigen. Er nennt die Erinnerungsspuren zugleich die Entwürfe zukünftiger Lebenspraxis, als "»Blaupausen« des Lebensplanes *und* die Potentiale seiner Verwirklichung" (ebd., 99, Hervh. A.L.). In dieser Vorstellung ist ein Bezug zum morphologischen Begriff der "Lebensmethode" (vgl. Kap. 2.3.3.) zu erkennen. Die sprachlichen Symbole oder Wortvorstellungen gewinnen erst in Verknüpfung mit den Erinnerungsspuren eine Bedeutung. Anstößigen oder abgewehrten Erinnerungsspuren ist die Verbindung zur Wortvorstellung abgeschnitten. Sie behalten nach LORENZER jedoch ihre "lebenspraktische Virulenz" (ebd., 108) und kommen in strukturell entsprechenden Situationen als unbewußtes Agieren oder in körperlichen Symptomen zum Ausdruck. Wie im Traum zeigen sich unterdrückte Wünsche und Phantasien in weniger verfänglichen Bildern oder Verschiebungen, wobei sich die abgewehrten Erinnerungsspuren die strukturellen Querverbindungen zu anderen Erinnerungsspuren zunutze machen (ebd., 109).

Eine Analyse der Mitteilungen der PatientIn kommt, so LORENZER, der psychoanalytischen Technik der Traumdeutung nahe (vgl. FREUD 1991, 79ff). Anders als in der Traumerzählung ist nach LORENZER die AnalytikerIn real an der Szene beteiligt und kommt durch ihr Sich-Einlassen "auf den Boden der unbewußten, sprachexkommunizierten Wirkungsschicht. (...) Dieses unmittelbare *Zusammenspiel* muß der Analytiker erreichen, nicht um agierend in einer folie à deux zu versinken, sondern um aus dem teilhabendteilnehmenden Zusammenspiel, aus der eigenen Miterfahrung dieses Spiels die verdrängten und das heißt die von der Sprache abgespaltenen, einmaterialisierten Verhaltensformen wieder mit dem Gefüge der dazu »gehörigen« Namen verbinden zu können." (1983, 113f; Hervorh. A.L.).

Innerhalb der musiktherapeutischen Literatur hat das szenische Verstehen von verschiedenen Richtungen her Bedeutung gewonnen. So verweist GROOTAERS auf das Szenische im musikalischen Interagieren. Er stellt fest: "Die gemeinsame Improvisation ist Material und Situation zugleich - etwas Lebendes, welches sich situiert und sich handelnd verwirklicht in infantile Szenen. Auf der Bühne dieser Szenen ist dem Therapeuten ein jeweils typischer Platz zugewiesen" (1994, 24). NIEDECKEN beschäftigt sich vor allem mit Menschen, deren Spielraum und damit auch die Möglichkeit des musikalischen Improvisierens in extremer Weise eingeschränkt ist (1989). Sie sucht in ihrer musikalischen Interaktion auf dem Hintergrund des Verstehenskonzepts nach LORENZER mit spielerisch-musikalischen Mitteln eine "sinnlich- symbolische Interaktionsform" (LORENZER 1981, 164ff; NIEDECKEN 1994, 181) zu schaffen, die an den häufig beschädigten oder fragmentierten Interaktionsformen der PatientInnen anknüpft.

Dem Nichtsprachlichen und Nichtverständlichen einen "Namen" zu geben, wie LORENZER es nennt, erscheint mir bei der Behandlung eines sprachgestörten Kindes von besonderer Bedeutung. Da in einer solchen Behandlung sprachliche Mitteilungen und Erzählungen nicht im Mittelpunkt stehen können, geht es auch nicht um die Resymbolisierung einer Privatsprache wie im analytischen sprachorientierten Setting, auf das sich LORENZER ursprünglich bezog (1970). Es geht um die Resymbolisierung der Szenen in den Spielen und Gesten des Kindes, die vielfach noch gar nicht benannt worden sind oder für die das Kind keine sprachlichen Symbole verwendet. Diese Szenen lassen sich verstehen als Abdruck der Erinnerungsspuren zurückliegender Interaktionserfahrungen. Solcherart inszenierte Erfahrungen, die Fragen und Probleme offenließen, bekommen in der therapeutischen Beziehung eine Antwort, einerseits in dem szenischen Zusammenspiel, in welchem die TherapeutIn nicht außerhalb des Geschehens bleibt, sondern TeilhaberIn wird. Anderseits kommt eine verstehende, sinngebende Umgangsweise ins Spiel durch das Benennen der Szenen, das Übersetzen in sprachlichen Ausdruck und später die Deutungen[1] der TherapeutIn.

2.2. Das entwicklungspsychologische Bezugssystem

Einen weiteren Verstehensweg der vorliegenden Fallstudie stellen Konzepte der frühkindlichen Entwicklung aus dem Umfeld der Psychoanalyse dar. Da es auch innerhalb dieses Kontextes verschiedene Ausrichtungen gibt, kann es nur um eine für die Untersuchung relevante Auswahl gehen. Ausgehend vom Fallmaterial waren besonders diejenigen geeignet, die sich mit der Interaktion zwischen dem Säugling und seinen frühen Objekten[1], mit der Entstehung innerer Objekte, der kindlichen Aggression und der Entstehung des Spielraums zwischen Mutter und Kind beschäftigen. |

Näher erläutert werden daher wichtige Begriffe aus den Konzepten von KLEIN (1971; 1991) und deren Schüler WINNICOTT (1991; 1993a; 1993b). Auf die von FREUD entwickelte Phasenlehre, die den Blick auf die intrapsychische psychosexuelle Entwicklung und das Triebgeschehen richtet, wird nicht näher eingegangen. (Verwiesen wird auf die Darstellung von MENTZOS 1992, 88ff).

Mit den speziellen Belastungen und Einschränkungen der psychischen Entwicklung (geistig) behinderter Menschen hat sich besonders NIEDECKEN (1989) auseinandergesetzt. Bei der vorgestellten Fallstudie handelt es sich um ein Kind, dem eine Entwicklungsverzögerung und schwere Sprachstörung unklarer Genese diagnostiziert wird. Es zeigt damit ein individuelles Erscheinungsbild, dessen Zuordnung unter die Kategorie der geistigen Behinderung problematisch erscheint. Festzustellen ist, daß sein Leben unter erschwerten Bedingungen begann und er eine behinderte Entwicklung durchlaufen hat. Meiner Meinung nach gelten die Entwicklungsbedingungen, die NIEDECKEN für Menschen mit geistiger Behinderung aufzeigt, tendenziell für jegliche Ausformungen von Behinderungen und deshalb auch für den dargestellten Fall.

2.2.1. Das Bild von der guten und der bösen Brust

KLEIN beschäftigt sich besonders mit der Entstehung und Entwicklung innerer Objekte und der Bedeutung destruktiver Regungen und Phantasien des Säuglings (1971; 1991). Sie postuliert im Gegensatz zur klassischen Psychoanalyse ein von Geburt an existierendes Selbst oder Ich, (welches sie noch synonym verwendet), das bereits Beziehungen entwickeln kann. Diese Auffassung wird nach Ansicht von BACAL/NEWMANN (1994, 78) letztendlich durch die neuere Säuglingsforschung insbesondere von STERN (1993) bestätigt. Daneben verfügt der Säugling nach KLEIN bereits über primitive Abwehrmechanismen.

Sie nimmt an, durch die Erfahrung einer äußeren ʻgutenʼ, nährenden Brust bildet sich im Säugling die Phantasie eines inneren guten Objektes, das die Erfahrung mit der Brust introjiziert (1991, 187ff). So projiziert das Kind die mit dem Saugen verbundene libidinöse Energie auf die Brust, die dadurch ʻgutʼ wird. Daneben entwickelt sich nach KLEIN beim Säugling neben der triebbedingten Lust am Saugen auch die Lust am Beißen (1971, 133). Dies bezeichnet sie als einen destruktiven, zerstörerischen Impuls, der in jedem Säugling vorhanden sei, wobei sie das FREUDsche Konzept des Todestriebes übernimmt. Sie nimmt weiter an, daß die destruktiven Empfindungen oder Phantasien sich verstärken, wenn die Versagungserlebnisse beim Saugen größer werden. Die sadistischen Phantasien des Kindes sind nach KLEIN zum einen oralsadistischer Natur, verbunden mit dem Wunsch "den mütterlichen Körper auszusaugen und seines guten Inhaltes zu berauben" (1991, 140), zum anderen urethralsadistisch mit dem Wunsch, das Objekt mit schädigenden Exkrementen zu überschwemmen oder zu vergiften (ebd., 141).

KLEIN nimmt an, daß die destruktiven Empfindungen vom Kind als sehr bedrohlich erlebt werden und daß es versucht, sie innerlich zu bekämpfen (ebd. 139ff). Ihrer Ansicht nach spaltet das Kind dazu einen Teil von ihnen ab und projiziert ihn auf die Mutterbrust. Die Brust wird dadurch in einen guten, liebevollen und einen verfolgenden und bösen Teil gespalten, bei dem die Angst besteht, dieser könne das Selbst mit ähnlichen Attacken zu vernichten suchen. Gleichzeitig mit der guten Brust wird nun auch die böse Brust introjiziert. Durch die neue Gefahr, innerlich durch die destruktiven Regungen, die sich mit den verfolgenden Introjekten verbinden, vernichtet zu werden, entstehen nach KLEIN große Verfolgungsängste im Säugling, die es mit verschiedenen primitiven Mechanismen abzuwehren sucht (ebd.). Diese sind die omnipotente Verleugnung der bösen Brust, die Idealisierung der guten Brust, die dadurch geschützt und ganz und gar gut gemacht wird, die Spaltung in gut und böse und die "projektive Identifikation", bei der das Objekt in fortgesetzter Weise zu einem "Ausläufer des Selbst" (ebd., 197) gemacht wird. Diese Phase nennt KLEIN die "paranoid-schizoide Position" (ebd. 187), deren Verarbeitung ihrer Auffassung nach in jeder gesunden Entwicklung wichtig ist.

Verstehenswege / Entwicklungspsychologisches Bezugssystem

KLEIN nimmt bereits in dieser frühen Phase den Beginn der Über-Ich-Entwicklung an (1971, 133ff). Die böse verfolgende Brust wird demnach Teil des sadistischen Über-Ich-Aspekts, die gute, mit angenehmen Gefühlen verbundene Brust, ein Teil des Ich-Ideals. Gleichzeitig hilft die physische Nähe der Mutter oder des Vaters und die andauernden befriedigenden Gefühle beim Saugen die Verfolgungsangst zu mindern, wodurch die bösen Objekte nicht mehr vernichtet werden müssen. Die Bewahrung eines starken, gütigen Idealobjekts hilft dem Säugling, sich mit diesem zu identifizieren, die Liebes- und Haßgefühle gegenüber der Mutter zu akzeptieren und sie über die gute und böse Brust hinaus als ganze Person wahrzunehmen (ebd., 162).

Wird dies erreicht, so kann nach KLEIN im zweiten Viertel des ersten Lebensjahres die "depressive Position" enstehen, wozu sie sagt: "Die Synthese zwischen Liebesgefühlen und destruktiven Trieben, die auf das gleiche Objekt - die Brust - gerichtet sind, erzeugt depressive Angst, Schuldgefühle und den Drang, das beschädigte, geliebte Objekt, d.h. die gute Brust wiederherzustellen." (1991, 193). Es ist für das Kind wichtig, diese Position der Wiedergutmachung zu erreichen, denn "die Wiederherstellung beschädigter Objekte stärkt den Säugling in seinem Glauben an die eigene Fähigkeit zu lieben, sie verringert sein Schuldgefühl, mildert seine Verlustangst und führt zur Verankerung eines guten inneren Objekts, das die Voraussetzung für eine gesunde Entwicklung und Kreativität darstellt." (BACAL/NEWMAN 1994, 97). Diesen Gedanken zur Entstehung der Kreativität hat WINNICOTT in seiner entwicklungspsychologischen Konzeption weiterverfolgt.

2.2.2. Zur Objektzerstörung, Objektverwendung und der Entwicklung des intermediären Raumes

WINNICOTTs Entwicklungskonzept fußt auf direkter Säuglingsbeobachtung und hat unter anderem eine große Bedeutung für die analytisch orientierte Kindertherapie gewonnen. Dazu gehört besonders sein Konzept des "intermediären Raumes" (1993a, 11) als Wurzel des Spiels, der Kreativität und der kulturellen Erfahrung. Seine Darstellungen berufen sich einerseits auf KLEIN, gehen jedoch auch darüber hinaus. Außerdem verwendet er andere Begriffe.

WINNICOTT bezieht in seine Überlegungen zur Entwicklung des Selbst und der Objektbeziehungen den Aspekt der Umwelterfahrungen des Kindes mit ein. Die frühe Destruktivität des Säuglings sieht er nicht als Beweis für einen angeborenen Todestrieb, sondern für dessen Beziehungsfähigkeit und Lebenskraft. Sie sind für ihn Zeichen der primitiven Liebe, zu der auch Zerstörung und Haß gehören - ein Paradox, das der Anfang jeder Entwicklung ist (1991, 13). Er geht davon aus, daß das Ausmaß der destruktiven Regungen von der Art der Fürsorge, Bedürfnisbefriedigung und Einfühlung der Mutter abhängig ist. So kann nach ihm eine "genügend gute Mutter" (1993b, 189) ihre eigenen Haßgefühle gegenüber dem Kind, das sie anfänglich beißt und gierig nach ihr greift, zurückhalten, ohne sich gegen das Kind zu wenden, es zurückzuweisen oder es moralisch zu verurteilen. Er beschreibt die Funktion der Mutter als ein "Halten", indem sie sich mit dem Kind identifiziert und seine ambivalenten Regungen in sich aufnimmt und trägt (1991, 77ff).

In der frühesten Zeit erlebt das Kind nach WINNICOTT die Mutter und die Brust nicht als etwas von außen, weil es die Trennung von Innen und Außen noch gar nicht kennt. Im Laufe des wiederholten Erlebens von Beunruhigung und Geborgensein, von Hunger und Gestilltwerden, von Angst und Beruhigung schafft das Kind sich die Illusion einer Brust, die seiner omnipotenten Kontrolle unterliegt. So erlebt das Kind auch seine realen oder phantasierten Angriffe als ein omnipotentes "Zerstören des Objektes" (1993a, 105). Erst durch diese Zerstörung wird das Objekt als außerhalb seiner selbst erlebt und nicht als ein "Bündel von Projektionen" (ebd., 103). Danach erst kann das Objekt "verwendet" werden, was nur möglich ist, wenn das Objekt sich nicht rächt und dadurch "wiederbelebt" wird (ebd.). "Die Eigenschaft, ständig wieder zerstört zu werden, macht die Realität des überlebenden Objekts überhaupt erst überlebbar, verstärkt die Gefühlbeziehung und führt zur Objektkonstanz. Erst dann kann das Objekt verwendet werden." (ebd., 109). "Der Begriff »Destruktion« ist also eigentlich nicht für die Beschreibung des destruktiven Impulses des Kleinkindes erforderlich, sondern für die Eigenschaft des Objektes, häufig nicht zu überleben, womit eine Veränderung seiner Eigenschaften und Verhaltensweisen verbunden ist." (ebd., 108).

WINNICOTT versteht den Interaktionsprozeß des Zerstörens und der Wiederbelebung anders als KLEIN, als einen wesentlichen kreativen Akt des sich entwickelnden Selbst, den es sein Leben lang immer wiederholt. Zwischen der omnipotenten Kontrolle des

Objekts und der Realitätserkennung eines "Nicht-Ich" (ebd., 10), das außerhalb dieser Kontrolle liegt, siedelt er einen Bereich an, den er den "intermediären Raum" (ebd., 11) nennt. Dieser befreit das Kind für eine Weile von dem Druck, die innere und äußere Realität ständig in Beziehung bringen zu müssen, indem er die Möglichkeit zur Phantasie, zum Spiel, zur Kreativität und später zu Philosophie, Kunst, Wissenschaft und Religion bereitstellt. In diesen Bereich gehören auch die "Übergangsobjekte- und phänomene", wie Stofftiere, Deckenzipfel, das erste Lallen und Lautieren, später die Kinderlieder oder ähnliches, die ein erstes "Nicht-Ich" im Besitz des Kindes sind. Das Übergangsobjekt muß Liebe und Haß genauso überleben wie die genügend gute Mutter es darf nicht verändert werden, sondern soll Wärme und Lebendigkeit vermitteln. Es steht symbolisch für ein inzwischen stabiles, gutes inneres Objekt, das durch positive Erfahrungen mit dem äußeren Objekt gespeist wird. Im günstigen normalen Fall wird das Übergangsobjekt mit der Zeit vergessen, da der intermediäre Bereich sich immer mehr ausbreiten kann und die Trennung von der Mutter weiter fortgeschritten ist (ebd. 15).

Zwischen Mutter und Kind entsteht ein Spielraum als ein "potentieller Raum" (ebd., 59), der durch Spiele, Phantasien und symbolische Tätigkeiten die Erfahrung der Trennung und Eigenständigkeit des Kindes vorbereitet und erweitert. NIEDECKEN greift diesen Gedanken von WINNICOTT auf und sagt: "Das Kind ist nicht das Allmächtige mehr, das die Mutter als befehlsausführendes Organ und Teil seiner selbst erlebt, auch nicht das Ohnmächtige, das sich gegen die Versagungen einer allmächtigen Mutter nicht zu wehren vermag. Es hat Handlungsspielraum gewonnen und gewinnt ihn zunehmend im Maße, wie es spielend den Umgang mit der Umwelt erproben kann" (1989, 70). Beispiele für solche symbolhaften Spiele sind das von WINNICOTT beschriebene "Bindfadenspiel" (1993a, 53f), wobei der Bindfaden die Verbindung zur Mutter symbolisiert oder das von ZULLIGER beschriebene "Wegwerfspiel" (1990, 24) von Gegenständen, die von der Erwachsenen aufgehoben werden sollen und das die Entwöhnung von der Brust einüben und verarbeiten hilft.

Bisher wurden die Entwicklungskonzepte an Beispielen des günstigen Verlaufs der kindlichen Entwicklung erläutert. NIEDECKEN (1989) hat in eindrücklicher Weise eine Sichtweise der psychischen Entwicklung (geistig) behinderter Menschen dargestellt, die besonders auf die Gefährdung und Zerstörung des "Spielraums" im Dialog mit den frühen Objekten hinweist.

2.2.3. Zu den Besonderheiten der psychischen Entwicklung behinderter Kinder

NIEDECKEN stellt die herrschenden Definitionen geistiger Behinderung radikal in Frage: "Kein Kind aber, sei es noch so unzweifelbar schwer organisch geschädigt, wird geistig behindert geboren." (...) Es "muß sich erst noch geistig entwickeln, eben unter erschwerten Bedingungen." (1989, 34). Bevor bei ihrem Kind eine Behinderung diagnostiziert wird, ist häufig zunächst von den Eltern oder bei einer ärztlichen Routineuntersuchung eine Normabweichung oder Auffälligkeit bezüglich seiner Altersgruppe bemerkt worden. Dies erzeugt Angst und Verunsicherung, noch häufiger jedoch das Schuldgefühl, als Eltern versagt zu haben. Hinzu kommt der gesellschaftliche Druck, ein Kind zu einem selbständigen und leistungsfähigen Menschen erziehen zu müssen, anstatt daß es zu einem sozial ausgegrenzten heranwächst, das auf die Fürsorge anderer angewiesen ist. Die Mitteilung der Diagnose und die wachsende Verunsicherung der Eltern trägt nach NIEDECKEN dazu bei, die Beziehung besonders zwischen Mutter und Kind zu belasten und zu unterminieren (ebd., 32ff).

Unter idealen Umständen, so beschreibt SPITZ, entwickelt die Mutter eine Fähigkeit, sich in die Bedürfnisse des Kindes einzufühlen und sich mit ihm zu identifizieren, die er als "coenästhetische Wahrnehmung" (1992, 151ff) bezeichnet. NIEDECKEN nennt sie die "mimetische Kompetenz" (1989, 66) der Mutter. Diese Umgangsweise ist normalerweise unter Erwachsenen ein Tabu, deren Interaktionsverhalten zumeist der rational geprägten "diakritischen Wahrnehmung" (SPITZ, ebd.) unterliegt. Wird nun die Mutter durch den Schock der Diagnose oder durch die offensichtliche Andersartigkeit ihres Kindes in ihrem Selbstvertrauen als einfühlende, das Kind spiegelnde Person gestört, kann die Beziehung zwischen ihr und dem Kind in empfindsamer Weise beeinträchtigt werden. Ihre mimetische Kompetenz und der natürliche Mutter-Kind-Dialog laufen Gefahr, durch die Übernahme fachlicher Ratschläge und das Handeln nach Anweisungen der speziellen Therapieprogramme ersetzt zu werden. Die kindlichen Äußerungen können nur noch mit der angstvollen und "diakritischen" Wahrnehmung betrachtet werden,

sinnvolle Interaktionen werden Anzeichen von Symptomen oder stehen unter dem Diktat der Förderprogramme.
Die Folge ist die Unterminierung oder Zerstörung des "Spielraums", der die Voraussetzung ist für die einübende Trennung von dem frühen Objekt, wie WINNICOTT es beschrieben hat. Das Kind reagiert nach NIEDECKEN darauf mit Verzögerungen seiner Entwicklung und mit mangelndem Selbstvertrauen in die eigenen Fähigkeiten. Es spürt die Schuldgefühle der Mutter, die sich ihre eigenen Aggressionen gegen das Kind nicht eingestehen darf. Hinzu kommt die gesellschaftlich bedingte "Invasion der Phantasmen" (1989, 86) in den Spielraum. Dies bedeutet nach NIEDECKEN, daß der Glaube an die diagnosestellenden Instanzen und die Behandlungsvorschriften den Eltern einerseits Stabilität bietet. Andererseits löst das behinderte Kind in seiner Umwelt "Enttäuschung, Angst, Tötungsphantasien, Verachtung, Ohnmachtsgefühle, Allmachtsphantasien..." (ebd., 97) aus. Bleibt dies unbewußt, spürt das Kind nur die `namenlose´ Bedrohung seiner Eigenständigkeit und verbleibt in Abhängigkeit und Unmündigkeit. Im Sinne WINNICOTTs kann ein behindertes Kind sich nur schwer aus der symbiotischen Einheit mit der Mutter lösen, weil die "zerstörten", angegriffenen Objekte häufig nicht "überleben".

2.3. Das morphologische Bezugssystem

Zunächst werde ich einige Grundgedanken der morphologischen Psychologie vorstellen, die für das Verständnis der Fallanalyse von Bedeutung sind. Dabei beziehe ich mich auf GOETHE (1963) und SALBER (1965). Außerdem erläutere ich den Begriff des "gemeinsamen Werkes" (SALBER 1980; GROOTAERS 1994), als grundlegende Auffassung therapeutischer Behandlung in der Morphologie. Danach stelle ich die Systematik nach TÜPKER (1995) dar, nach der ich den Behandlungsverlauf analysierte..

2.3.1. Grundgedanken der morphologischen Psychologie

Die morphologische Psychologie wurde von SALBER entwickelt und bezieht sich unter anderem auf die naturwissenschaftlichen Studien GOETHES. Dieser definierte um 1830 die Morphologie als "die Lehre von der Gestalt, der Bildung und Umbildung der organischen Körper" (1963, 92). GOETHE entwickelte die Auffassung, daß in der Natur Bildungs- und Umbildungsprozesse in einer Spiralbewegung zusammenwirken, die immer neue Versionen von Gestalten hervorbringen. So untersuchte er in der Pflanzenwelt, wie im Keim bereits die ganze Pflanze enthalten ist und wie eins sich aus dem anderen herausbildet.

Auch untersuchte er die Vielfalt der Naturphänomene auf einheitliche Ordnungs- und Bildungsprinzipien hin, diese aber nicht "als abgeleitete "Ideen" "hinter" den Phänomenen, sondern als anschauliches Prinzip, das durch Beobachten und Nachgestalten der Bildungs- und Umbildungsgesetze am lebendigen Organismus wahrnehmbar wird" (TÜPKER 1983, 234). Übertragen auf seelische Phänomene formuliert SALBER in Anlehnung an GOETHE vier "Bildungsprinzipien" als Keimformen bzw. Vorentwürfe für seelisches Geschehen. Sie lassen sich nach ihm sowohl auf die seelischen Phänomene als auch auf die Art ihrer Erfassung und die Rekonstruktion ihrer Bedingungen beziehen (SALBER 1965, 36f). Die vier Schritte dieses Vorentwurfs sollen im folgenden am Beispiel der Beschreibung seelischen Geschehens innerhalb musiktherapeutischer Behandlungen erläutert werden, auf die sie WEYMANN (1983, 252) übertragen hat.

1. "Die seelischen Gegebenheiten sind Gestalten" (SALBER 1965, 36). Im Sinne GOETHES definiert SALBER den Begriff der Gestalt "als die anschaulichen und erlebbaren Einheiten seelischer Transformationen, die sich nach Art eines Lebewesens als etwas darstellen und ausdrücken" (ebd., 38). Für die Beschreibung bedeutet dies nach WEYMANN, daß zunächst nach dem Gesamteindruck und der Atmosphäre der Stunden oder der Musik gesucht wird in Form von Bildern, Geschichten oder Charakterisierungen, die noch nicht von den Einzelheiten ausgehen (1983, 252).

2. "Sie sind als Formenbildungen zu verstehen" (SALBER 1965, 36). Bezogen auf die Beschreibung wird nach WEYMANN als nächstes nach der Architektur und den Gliederungen des Ganzen gesucht. Die einzelnen Teile, ihre Ausformung und Aufeinanderfolge treten ins Blickfeld, sie müssen jedoch auf das Ganze bezogen bleiben (1983, 252).

3. "Sie ereignen sich in Bildung und Umbildung" (SALBER ebd.). Darin zeigt sich nach ihm die Paradoxie, daß Gestalten zwar für einen Augenblick in sich abgeschlossen erfaßbar sind, gleichzeitig sich aber immer verwandeln und zu etwas Neuem werden. In der Beschreibung sollte nach WEYMANN daher darauf geachtet

werden, daß Seelisches eine Geschichte hat, Metamorphosen durchmacht und sich in vielen Phänomenen zeigen kann. Das bedeutet beispielsweise, daß die Vergangenheit mit Aktuellem, Einzelheiten aus der Behandlung mit daraufbezogenen Gesprächen oder frühere Improvisationen mit gegenwärtigen Beobachtungen in Verbindung gebracht werden können (1983, 252).

4. "Wir können Seelisches nur verstehen, wenn wir das Zusammenwirken von seelischen Faktoren beobachten" (SALBER 1965, 36). Diese zeigen sich nach WEYMANN in Paradoxien und polaren Verhältnissen, die das 'Problem' oder den Konflikt des Seelischen charakterisieren. In diesem Schritt wird herausgestellt, wie das Seelische mit diesen Verhältnissen umgeht und welche Lösungsversuche es unternimmt (1983, 252). SALBER erkennt das Zusammenwirken von sechs Gestaltfaktoren, "Aneignung und Umbildung", "Einwirkung und Anordnung" sowie "Ausbreitung und Ausrüstung" (1969, 64ff), die in Polaritäten zueinander stehen und einander ergänzen. Sie werden von IRLE in diesem Band S.31ff näher erläutert. Anhand der Gestaltfaktoren kann eine individuelle Lösungsgestalt des Seelischen erfaßt und auf der Erklärungsebene rekonstruiert werden, was wieder in einer Spiralbewegung auf den ersten Schritt verweist, "indem wir nun besser verstehen können, wie die zunächst charakterisierte Gesamtgestalt strukturiert ist, welches ihre Beweggründe sind, welche Chancen und Begrenzungen sie aufweist" (WEYMANN 1983, 253).

Der Vorentwurf SALBERS wurde von der Forschungsgruppe zur Morphologie der Musiktherapie auf das methodische Konzept der "Beschreibung und Rekonstruktion" (TÜPKER 1988, 63ff) zur wissenschaftlichen Auswertung musiktherapeutischer Improvisationen übertragen, welches ebenfalls von IRLE auf Seite 34ff dieses Bandes beschrieben wird. Ich werde in der Untersuchung das oben erläuterte Beschreibungsverfahren von ganzen Stundenverläufen nach WEYMANN anwenden. Eine weitere Explikation des Vorentwurfs stellt die Systematik der vier Behandlungsschritte dar, die in Kap. 2.3.3. beschrieben und in der Fallstudie zum Tragen kommen wird.

2.3.2. Zum gemeinsamen Werk der Behandlung

Mit dem "gemeinsamen Werk der Behandlung" meint SALBER, daß in therapeutischen Behandlungen PatientIn und TherapeutIn immer an gemeinsamen Entwicklungen teilhaben und sich gegenseitig behandeln (1980). Er betont den Werkcharakter von Behandlungen als eine gemeinsame Produktion, in der gearbeitet und etwas hergestellt wird. Die Psychoanalyse spricht hier von Agieren und Mitagieren und der gemeinsamen Szene. Daneben weist der Begriff des "Werkes" auf eine spezifische Eigenart therapeutischer Behandlung hin, die auch dem künstlerischen Werk zu eigen ist, nämlich eine in sich geschlossene Ganzheit zu sein mit einem Anfang und einem Schluß, eigenen Regeln, Binnenstrukturen und Entwicklungsmöglichkeiten (ebd., 100).

Für die Musiktherapie, in der freie Improvisationen möglich sind, ist nach GROOTAERS der Begriff des "gemeinsamen Werkes" ganz besonders anzuwenden, weil dort PatientIn und TherapeutIn gemeinsam Musik machen und dabei gleichzeitig ein Werk produzieren. Die MusiktherapeutIn ist, anders als im psychoanalytischen Setting, gemeinsam mit der PatientIn in eine "Produktion von seelischen Gestalten in Verwandlung" (1983, 247) verwickelt. Das kann bedeuten, daß sich ihre "Mitbewegung" (der morphologische Begriff für Gegenübertragung) im Spielen unmittelbar ausdrückt. Andererseits ist sie Zeugin, die ihr Spielen aus der Distanz betrachten muß, um es zu verstehen. WEYMANN weist deshalb darauf hin, daß im "gemeinsamen Werk" der Improvisation keine festen Zielvorstellungen an die PatientIn herangetragen werden müssen, um beispielsweise zu konfrontieren oder zu stützen, sondern daß sich ein solches Vorgehen aus der gemeinsamen Situation ergeben und regulieren kann (1986, 29). "Konkret heißt das: Wir wissen noch nicht, wie die Beziehungssituation ist, die sich in diesem Spiel realisiert und welcher Platz uns dabei zugewiesen wird. Wir verstehen erstmal nichts oder nicht viel. Das ist eine Grunderfahrung; daß wir unwissend sind!" (ebd.). GROOTAERS weist für ein solches Vorgehen auf verschiedene "Modi des miteinander- Anwesendseins" (1983, 246) hin, die, je nach Entwicklungsstufe der Behandlung, belebt werden.

Ich bin der Auffassung, daß der Begriff des "gemeinsamen Werkes", der von GROOTAERS auf die musikalische Improvisation bezogen wurde, in Kindertherapien auch auf das freie Phantasie- und Rollenspiel übertragbar ist, wenn dieses die obengenannten Voraussetzungen erfüllt, nämlich Ungerichtetheit der Zielvorstellungen, Mitbewegung und Mitspielen der TherapeutIn.

2.3.3. Zur Systematik der vier Behandlungsschritte

Die vier Behandlungsschritte gehen auf SALBER (1977; 129ff) zurück und wurden im besonderen von TÜPKER (1988; 1995) in bezug auf die Analyse und Strukturierung musiktherapeutischer Behandlungen ausgearbeitet. Sie heißen nach TÜPKER (1995): "Leiden-Können", "Methodisch-Werden", "Anders-Werden" und "Bewerkstelligen". Es ist zunächst zu fragen, welchen Verstehensweg diese Systematik bieten kann. Ein wichtiges Merkmal ist, daß sich die einzelnen Aspekte im konkreten Material wie ein roter Faden wiederfinden lassen. Im Sinne des dargestellten Vorentwurfs ist ein Reflexionsweg darüber möglich, wo seelische Phänomene auftauchen und sich transformieren und wie die einzelnen Teile auf größere Ganzheiten bezogen werden können. Dabei gilt für alle vier Schritte, daß sich deren Erfassen in mehreren Versionen in einer Art Spiralbewegung vollziehen kann. Trotzdem zentrieren sich die Aspekte in bestimmten Phasen und helfen dort, das komplexe Geschehen zu strukturieren. Sie werden als Schritte bezeichnet, was impliziert, daß sie den Behandlungsverlauf auch organisieren und therapeutische Schritte einleiten können. Sie sind hier als Untersuchungsschritte gemeint, da ich sie erst im Nachhinein auf das Fallmaterial anwandte.

1.) Leiden-Können

In Einzelfallstudien wird dabei die Frage gestellt: "Von welcher psychologischen Situation ging diese Behandlung aus, in welche Richtung war eine Veränderung zu Beginn gedacht und in welchen Versionen entwickelte sich dieses Bild im Verlauf der Behandlung?" (TÜPKER 1995, 3). Es geht also um ein erstes Gesamtbild dessen, was in der Therapie behandelt werden soll. Das Leiden einer Patientin wird dabei nicht als medizinische Indikation sondern neben sozialen Bedingungen im Zusammenhang mit einer "Lebensmethode" (ebd.) verstanden, wodurch es auch zu einem Können geworden ist, mit dem Unerträgliches vermieden und lieber nicht erlitten wird. Daher gibt es auch ein "Nicht- Leiden-Können" (ebd.) mit der doppelten Bedeutung, daß einerseits bestimmte Erfahrungen und Entwicklungen nicht zugelassen werden, andererseits aber auch nicht zur Verfügung stehen. In einer Musiktherapie, in der freie Improvisationen möglich sind, kann die Lebensmethode mit Hilfe des bereits genannten Verfahrens der "Beschreibung und Rekonstruktion" erfaßt werden.

Das Verstehen der individuellen Krise in der Lebensmethode führt zur Formulierung des "Behandlungsauftrages" (TÜPKER 1993), der in der Auseinandersetzung mit dem geklagten Leiden erarbeitet wird und eine "Einigung in Differenz" (ebd., 297) darstellen kann. Ist die Behandlung in eine Institution eingebunden, so fließen auch deren Wünsche sowie bei Kindertherapien die der Eltern als das "Dritte" im Behandlungsdreieck in den Auftrag mit ein. Auf die Beziehung zum Dritten ist auch deshalb zu achten, weil sie Hinweise auf latent Wirksames bezüglich des Leidens der PatientIn geben kann (ebd.).

2.) Methodisch-Werden

Hier wird der Frage nachgegangen: "Wie entwickelt sich die Behandlung im Wechselspiel zwischen PatientIn, den Medien und TherapeutIn?" (TÜPKER 1995, 6). Es geht im zweiten Aspekt um die einzelnen Schritte, die das Bild des Leiden-Könnens in der Behandlung ausformen und bereits modifizieren. TÜPKER beschreibt ihn als das Ineinandergreifen der jeweiligen Methoden von TherapeutIn und PatientIn, was im günstigen Fall zu einer Veränderung und damit in den dritten Schritt führt (ebd.). Die TherapeutIn muß ihre Methode immer in bezug auf das konkrete Material und das Übertragungs- und Gegenübertragungsgeschehen reflektieren.

3.) Anders-Werden

Hierbei wird gefragt: "In welchen Ausdrucksformen läßt sich eine umwandelnde Verinnerlichung erkennen? Im Hinblick auf welche `alten´ Formen des Leiden-Könnens sind Umwandlungen erkennbar und welche Richtung zeichnet sich darin ab? Welche Auswirkungen haben diese Verwandlungen auf das Methodisch-Werden?" (ebd., 6f). Hier geht es um Wendepunkte innerhalb der Behandlung, die sich in verändertem Erleben oder Verhalten der PatientIn oder auch der TherapeutIn äußern können. Sie werden beispielsweise wahrnehmbar in dem Gefühl eines `inneren Ruckes´, einer Änderung der Atmosphäre und Stimmung der Stunde oder einem besonderen Gegenübertragungsgefühl.

4.) Bewerkstelligen

Dieses "fragt zum einen danach, was die PatientIn in der Behandlung verändert herstellen kann, z.B. in der Musik, in der Umgangsweise mit der Therapeutin, mit der therapeutischen Situation, in veränderten Formen des Erzählens und danach, was gemeinsam anders herzustellen ist. Darüberhinaus trennen sich hier die Wege von TherapeutIn und PatientIn, indem die Frage auf das Bewerkstelligen im Alltag, auf Veränderungen außerhalb der Therapie gerichtet ist." (ebd. 10) Das heißt, hier erschließen sich Änderungen der bisherigen Lebensmethode der PatientIn, Paradoxien können besser miteinander vereinbart werden und es entstehen entschiedenere Gestaltbildungen. Sinnzusammenhänge können bewußt gemacht und verstanden werden. Dieses kann sich in kleinen wie in größeren Veränderungen ankündigen und in einer Spiralbewegung wieder in die anderen Schritte münden.

3. Fallstudie

Im nun folgenden Teil der Untersuchung wird dargestellt, wie sich in einer Einzelmusiktherapie mit einem Kind, das nicht spricht, mein Verstehensweg entwickelte und wie sich der Behandlungsverlauf dadurch gestaltete. Dabei gingen die theoretischen Verstehenswege aus der praktischen Erfahrung hervor und wirkten wiederum auf diese ein. Mein Verstehen des Fallmaterials ist zum jetzigen Zeitpunkt der Untersuchung natürlich größer, als zu Beginn der Behandlung. So wird im ersten Teil der Studie nach der Darstellung von sechs Sitzungen das *Leiden-Können* erarbeitet, was mir heute aus dem erweiterten Verstehen und mit Hilfe der morphologischen Methode zur Systematisierung von Behandlungsabläufen möglich ist und sinnvoll erscheint. Jedoch wurde in diesem Umfang vieles in der realen Behandlung erst zu einem späteren Zeitpunkt verstehbar. Deshalb wähle ich eine Arbeitsform, in der ich in den späteren Abschnitten auch meinen inneren Weg zum Verstehen aufzeige, um das zu Anfang Erfaßte zu konkretisieren. Alle in den folgenden Kapiteln kursiv auftauchenden Begriffe wurden im theoretischen Teil der Studie erläutert.

Die vier Abschnitte der Behandlung tragen jeweils für das auftauchende Material charakteristische Titel. In ihnen zentrieren sich die in Kap. 2.3.3. dargestellten vier Behandlungsschritte. Im 2.-4. Abschnitt wird die Entwicklung und Bedeutung der Spiele und der Musik, der Einfluß des *Dritten* und die Entwicklung des *Behandlungsauftrages* je nach Schwerpunkten näher untersucht. Das Fallmaterial ist den detaillierten persönlichen Stundenprotokollen entnommen, es umfaßt 52 Sitzungen in einem Zeitraum von eindreiviertel Jahren.

3.1. Rahmenbedingungen

Wie eingangs bereits erwähnt, kam die Behandlung durch eine Anfrage der Musikschule, an der ich arbeitete, zustande. Daraufhin setzte ich mich mit den Eltern des Kindes telefonisch in Verbindung und erhielt erste Informationen über die Behinderung des Jungen und seine Lebensgeschichte. Ich fragte die Mutter nach ihren Vorstellungen und Motiven für die Anmeldung ihres Kindes.

Über dieses Vorgespräch hinaus soll im nächsten Abschnitt das Setting an der Musikschule dargestellt werden.

3.1.1. Das Vorgespräch mit der Mutter

Es handelt sich um einen sechsjährigen Jungen, den ich Jakob nennen werde. Er hat einen drei Jahre jüngeren Bruder. Schwangerschaft und Geburt verliefen nach Aussagen der Mutter normal und ohne bezeichnende Zwischenfälle. Als die Mutter kurze Zeit später bemerkte, daß nach ihren Worten "etwas nicht in Ordnung war" mit ihrem Kind und die motorische Entwicklung nicht altersentsprechend verlief, machte sie als gelernte Krankengymnastin praktisch von den ersten Lebensmonaten an gezielte Übungen mit ihm. Jakob lernte erst spät laufen, begann aber nicht zu sprechen und entwickelte sich im Ganzen verzögert. Zu seinen Einschränkungen gehören heute Wahrnehmungs- und Konzentrationsstörungen sowie Störungen der Feinmotorik und Koordination. Die Mutter erzählt, er blocke bei Anforderungen schnell ab und ermüde leicht. Sein nonverbales Ausdrucksvermögen sei jedoch sehr gut, er verstehe fast alles und könne sich über Gesten und einige Worte verständlich machen.

Heute wird ihm von ärztlicher Seite eine Entwicklungsverzögerung und schwere Sprachstörung diagnostiziert, mit unklarer Genese. Das bedeutet, daß es nicht eruierbar ist, seit wann die Behinderung besteht und was ihre Ursachen sind. Eine leichte prä- oder perinatale Hirnschädigung sei nach Meinung verschiedener Ärzte zwar anzunehmen, aber nicht nachweisbar, eine rein psychogene Ursache oder Mutismus sei jedoch ebenso wenig feststellbar. Er ist ein sogenannter Sonderfall.

Seither haben die Eltern nach Möglichkeiten gesucht, ihr Kind zu fördern und der drohenden Behinderung und Entwicklungsverzögerung entgegenzuwirken. So kommt die kuriose Situation zustande, daß Jakob zur Zeit seiner Anmeldung einen mit therapeutischen Maßnahmen ausgefüllten Stundenplan hat. Morgens ist er in einem integrativen Kindergarten, in dem er Krankengymnastik und Logopädie erhält, nachmittags einmal wöchentlich jeweils diese beiden Behandlungen noch extern, zusätzlich therapeutisches Reiten und nun Musiktherapie.

Die Vorstellungen und Wünsche der Mutter an mich gehen dahin, Jakobs Sprachentwicklung durch eine musikalische Förderung und aus ihrer Sicht damit die Förderung seiner Motorik anzuregen. Sie schlägt einen "therapeutischen Klavierunterricht" vor, da er bei Freunden Interesse an diesem Instrument zeige. Bereits im Vorgespräch frage ich die Mutter, ob sie einverstanden sei, wenn ich den Spiel-Raum für Jakob möglichst offen ließe und verschiedene Instrumente bereitstellen würde. Auch sage ich ihr, daß ich mir von meiner Ausbildung her eine musiktherapeutische Behandlung vorstellen könne, bei der Jakob mir selbst den *Behandlungsauftrag* geben würde. Dazu müsse ich den Jungen zunächst einmal erleben, womit sie einverstanden ist. Auch vereinbaren wir, uns in unregelmäßigen Abständen zu unterhalten, da mir die Kooperation mit ihr als dem *Dritten* innerhalb der Behandlung wichtig ist[3].

3.1.2. Zum Setting an der Musikschule

Die Behandlung findet in den Musikschulräumen einer Regelschule statt. Das bedeutet, daß der Raum ein gewöhnlicher Schulraum ist mit Tischreihen, Stühlen, Tafel, Kartenständer, Overhead- Projektor, Postern an den Wänden, Waschbecken und einem Klavier. Die Fensterbänke sind breit genug zum Draufklettern, mit Blumen bestellt und der Blick geht schräg auf ein Fenster, hinter dem Saxophonunterricht gegeben wird, den wir auch hören können. Es ist also kein Raum, der speziell auf Musiktherapie ausgerichtet ist. Das Inventar gehört in den Therapieraum hinein und muß in das Setting miteinbezogen werden. Günstiger wäre ein Raum, in dem hauptsächlich Instrumente stehen und es keine weiteren Ablenkungen gibt.

Weitere verfügbare Instumente stammen aus der musikalischen Früherziehung und Grundausbildung der Schule und müssen jedesmal aus einem anderen Raum herbeigeschafft werden. Zur Verfügung stehen dort Xylophone, Metallophon, kleine Pauken, Tamburine, Schellenkranz, Becken, Standbecken und Standtrommel, Holzblocktrommeln, Latin-Percussioninstrumente und Gitarren. Ich selbst steuere Lotosflöte, Tin-Whistle, Derbuka, Chickenshake und Kalebasse bei, wenn es mir geeignet erscheint. Ich richte das Setting so ein, daß ich zunächst einige Instrumente auswähle und noch eigene dazu mitbringe, oder ich wähle gemeinsam mit Jakob die Instrumente aus und bringe sie zusammen mit ihm zum Raum. Am Anfang vereinbare ich mit der Mutter eine halbe Stunde wöchentlich. Das erscheint nach kurzer Zeit zu wenig, seitdem kommt

Jakob einmal wöchentlich eine dreiviertel Stunde, außer in den Schulferien.

3.2. Die Suche nach dem Behandlungsauftrag (1. - 6. Stunde)

Im ersten Abschnitt der Fallstudie geht es um das Finden eines spezifischen *Behandlungsauftrages*. Nach der Systematik der vier Behandlungsschritte wird dieser durch das Verstehen des *Leiden-Könnens* von Jakob und ein erstes Aufspüren seiner individuellen *Lebensmethode* erarbeitet. Die morphologische Methode der "Beschreibung und Rekonstruktion" musiktherapeutischer Improvisation nach TÜPKER (1988) kann ich nicht anwenden. Wie sich herausstellt, kommt keine zusammenhängende musikalische Improvisation zustande. Weder in der ersten noch in den darauffolgenden Sitzungen spielte der Junge länger als 10 Sekunden auf einem Instrument. Jedoch orientiere ich mich, wie bereits ausführlich in Kapitel 2.3.1. dargestellt, im folgenden an dem SALBERschen Vorentwurf und den vier Beschreibungsschritten nach WEYMANN (1983, 252f).

Daher wird als erster Schritt die Anfangssitzung als Ganzes beschrieben. Den Eindruck, den diese bei mir hinterließ, fasse ich in einem Bild zusammen, auf das ich mich später beziehe. Als zweites beschreibe ich Szenen aus der 2. bis 6. Sitzung, die das Anfangsbild weiter ausformen und konkretisieren. In einem dritten Schritt erfährt das bisher Dargestellte eine Transformation, es wird in Zusammenhang gebracht mit den Erzählungen der Mutter und mit meinen Gegenübertragungsgefühlen. Dies führt zum Verstehen des *Leiden-Könnens* und der *Lebensmethode* Jakobs. Im vierten Schritt erfolgt die Rekonstruktion der seelischen Gestaltbildungen anhand der sechs *Gestaltfaktoren* nach SALBER (1969). Diese mündet in den individuellen *Behandlungsauftrag*, dessen problematische Suche im letzten Abschnitt beschrieben wird.

3.2.1. Beschreibung der ersten Stunde

Aus meinen Vorüberlegungen und Erwartungen heraus treffe ich einige Vorbereitungen: Ich erwarte einen Jungen, dessen Aufmerksamkeit ich erst erregen muß, da die Mutter ihn als unkonzentriert und leicht ablenkbar beschreibt. Daher stelle ich einige Instrumente hin, die ich als interessant und ansprechend empfinde: Lotosflöte, Standbecken, Kalebasse, Derbuka und Xylophon. Um dem Wunsch der Mutter nach "therapeutischem Klavierunterricht" zunächst entgegenzukommen, gruppiere ich die Instrumente um das Klavier, das dadurch eine besondere Position erhält, aber nicht ausschließlich im Mittelpunkt steht. (Hinsichtlich einführender Literatur zum Thema "Das Klavier in der Musiktherapie" verweise ich auf KIRCHER, GÜSS, MOREAU (1992)). Meine Vorüberlegungen gehen dahin, einen offenen Spielraum zu schaffen ohne gezielte Erwartungen oder pädagogische Anforderungen an den Jungen.

Jakob kommt mit seiner Mutter. Ich begrüße beide und stelle mich vor. Mein erster Eindruck von ihm ist der eines sehr aufgeweckten, lebendigen Jungen mit sympathischem Gesicht. Sein Blick ist mal offen und froh, mal wirkt er verstört und unruhig, als sei da eine tiefsitzende Angst oder Verunsicherung. Als seine Mutter ihn fragt, ob sie ihn hier alleinlassen kann, wirkt er etwas ungeduldig und macht eine Abschiedsgeste. Das habe er ihr vorher schon deutlich gemacht, daß er hier alleine bleiben wolle, meint sie lachend und verabschiedet sich.

Er geht sehr schnell in den Raum und fängt sofort an, alles auszuprobieren, was er sieht, immer mit einem fragenden "häh?". Zeigt er dabei zuerst auf ein Instrument, bevor er es anfaßt, sage ich dessen Namen. Ich erkläre ihm, daß er hier spielen darf und ausprobieren, was ihm Spaß macht. Alles geht sehr schnell und ist gleich wieder vorbei, dann kommt das nächste. Jedes Instrument faßt er kurz an oder fragt nur auf es zeigend "häh?", bringt es kurz und hastig zum Klingen und legt es wieder weg. Ich nehme daraufhin das jeweilige Instrument, spiele auch ein bißchen damit, worauf er aber nicht eingeht und folge ihm dann zum nächsten. Ich merke, wie unruhig er ist und spüre, wie ich selbst unsicher werde, was ich tun soll. Nichts hält ihn, es zieht ihn immer weiter.

Dann gibt er durch Zeichen und einen fordernden Laut zu verstehen, daß ich mich ans Klavier setzen und spielen soll. Er schaut mich ganz erwartungsvoll an und ich beginne eine kinderliedartige Improvisation, der er kurz zuhört. Daraufhin spielt er selbst ein paar Töne, wobei er mit der ganzen Hand auf die Tasten schlägt, schnelle Schläge hintereinander folgen läßt, dann wieder abbricht und sich abwendet. Durch Zuhalten der Ohren und Kopfschütteln bedeutet er mir, daß ich auch aufhören soll. Ich empfinde seinen Zugang zum Klavier wie ohne Bedeutung. Ich mache mit, obwohl ich ein Gefühl von Sinn- und Hilflosigkeit bekomme. Gleichzeitig spüre ich einen diffusen Leistungsdruck, etwas mit ihm produzieren oder einen Kontakt herstellen zu müssen.

An dieser Stelle bekomme ich die Idee, sein kurzes Ausprobieren und wieder Abbrechen einzubinden in ein Spiel "Forschungsreise durch den Urwald". Er sagt "ja" und hält sich nach kurzem Zögern einen Schlegel vors Auge, geht vor mir her und beginnt wie ich, auf einem Instrument zu spielen. Er fragt: "häh?", ich übersetze: "Oh, was ist denn das für ein Tier?" und er geht zum nächsten Gegenstand. Jakob schlägt nacheinander auf alle Instrumente, bezieht auch Fensterbänke, Tische und die Tafel mit ein. Als er einen Overhead-Projektor entdeckt, beginnt er daran herumzuhantieren, knipst ihn an und aus. Ich werde unsicher, weil ich nicht für das fremde Schulgerät verantwortlich sein will und sage, daß wir damit nicht spielen dürfen, denn es könnte kaputt gehen.

Er hört nach einer Weile auf und möchte zum ersten Mal auf die Toilette. Das zeigt er mir durch einen jammernden Ton und das Zeigen auf seine Hose. Ich beginne inzwischen also, seine Gesten und Laute zu übersetzen, woraufhin er dann "ja" oder "nein" sagt. Auf der Toilette kommt er allein zurecht. Beim Waschen beginnt er mit dem Hahn zu spielen; als hätte er noch nie einen Wasserhahn gesehen, fragt er dauernd "häh?" und dreht dann immer wieder auf und zu. Es wirkt endlos und ich fühle mich unsicher, was ich tun soll. Ich schlage vor, er könne sich ja die Hände waschen und dann abtrocknen, was er auch macht. Bei all diesem Tun gibt er keinen Laut von sich, außer wenn er fragt oder etwas möchte.

Zurück im Raum setze ich mich ans Klavier und fange an, vor mich hin zu spielen, woraufhin er zu mir kommt und erwartungsvoll zuhört. Er haut mit aller Kraft selbst einige Male schnell auf die Tasten und beobachtet dann, wie sie sich bewegen. Das bringt mich auf die Idee, den Deckel des Klaviers abzunehmen. Nun klettert er auf meinen Schoß und erforscht das Innenleben des Instruments, verfolgt, wie Tasten und Hämmer zusammenhängen, wie die Seiten klingen. Er probiert selbst aus, fragt immer wieder "häh?", woraufhin ich erkläre oder zeige. Zur gleichen Zeit mit mir auf dem Klavier zu spielen, vermeidet er: Immer wenn er laut auf die Tasten schlägt, antworte ich ähnlich, doch dann bricht er ab, leisere Töne beantwortet er ebensowenig. Es kommt kein Hin und Her, kein Dialog zustande. Irgendwann sagt er "Mama?" und ich frage ihn, ob er genug hat. Er möchte noch einmal auf die Toilette.

Als er fertig ist, kommt auch schon eine junge Nachbarin, die ihn in Zukunft immer abholen wird, zusammen mit seinem Bruder.

3.2.2. Der rasende Forscher

In den folgenden fünf Sitzungen wiederholt sich das zerrissene Anfangen und Abbrechen bei Jakobs Aktivitäten in verschiedenen Versionen. Darin zeigt sich für mich ein Grundverhältnis, das ich in dem Bild "Der rasende Forscher" zusammenfasse.

In der zweiten Stunde geht er wieder zum Klavier und versucht, die Front abzubauen. Er beobachtet drinnen die Hämmerchen, während er ganz kurz und schnell mit dem ganzen Arm auf die Tasten schlägt. Dies spiele ich in ähnlicher Weise nach, woraufhin er wieder abbricht und den Deckel schließt. Ähnliches passiert an der Tafel, die er im Raum entdeckt und in schnellen Krickeleien bemalt. Als ich hinzukomme und an einer anderen Seite der Tafel auch für mich male, hört er bald darauf auf und wischt es sofort wieder aus.

Ich frage mich, ob mein Hinzukommen ihn zum Abbrechen seines Tuns bewegt, ob die Dinge, die er produziert, nicht sichtbar werden oder keine Einwirkung von außen erfahren sollen. Die Abbrüche machen mich hilflos und ich empfinde ein Gefühl der Kränkung.

Demgegenüber versuche ich, einen Zugang zu Jakob zu finden, indem ich seine ständig wechselnden Impulse aufgreife. Immer wieder entzieht er sich sofort und geht zum nächsten über. Er erscheint mir extrem ablenkbar. Vor der zweiten Sitzung habe ich deshalb den Aktionsraum begrenzt, stelle Stühle so, daß nur ein Teil des Raumes mit den Instrumenten für uns zur Verfügung steht und bringe weniger Instrumente mit. Ich versuche, Kontinuität durch Wiederkehrendes herzustellen und suche nach Material, das ihn interessieren könnte. Von einer Erzieherin der integrativen Einrichtung, in der er morgens ist, erfahre ich, er könne Bilderbücher und Vorlesen gut leiden und auch auf dem Schoß gehalten zu werden. Dagegen könne er nur schwer Lautstärke ertragen und sei schnell überfordert.

Ich besorge daraufhin für die dritte Sitzung einige Bilderbücher, woraufhin er sich sofort begeistert zeigt und sich auf dem Boden auf meinen Schoß setzt, um sie mit mir anzuschauen. Es ist eine ruhige, entspannte Atmosphäre, in der er nicht überfordert scheint. Auch fragt er bereits viel seltener nach seiner "Mama" und möchte auch nicht mehr auf die Toilette. Dann ändert sich plötzlich die Situation, er blättert im Buch die Seiten um und wird dabei immer schneller. Während ich weiter vorlese, wird die Geschichte auseinandergerissen und der Sinn zerfällt. Ich frage ihn, ob er den Text überhaupt versteht und mag, woraufhin er verwirrt und unsicher guckt. Als ich ihn etwas zu der Geschichte frage, antwortet er nichts. Trotzdem geht er in den nächsten Sitzungen zu meiner Tasche, weil er weiß, daß er dort ein Buch zum Vorlesen findet.

Das Gefühl der Sinnlosigkeit macht mich hilflos. Ich bekomme den Eindruck, er bricht gerade dann ab, wenn ich selber etwas gelangweilt und zweifelnd am Sinn unseres Tuns mitmache. Ich habe deshalb starke Schuldgefühle, die ich noch nicht verstehen kann und spüre einen Leistungsdruck, ihm etwas bieten zu müssen, das ihn anspricht.

In der vierten Stunde wiederholt sich zunächst das unruhige Anfangen und Abbrechen. Ich habe ein Liederbuch hingelegt, das er sichtlich interessiert aufschlägt, immer auf ein Lied zeigend und mit einem drängenden Laut mich bittend, es zu singen. Ich singe also los, begleite mich auf der Gitarre, doch schnell blättert er auch schon wieder um und zeigt auf das nächste. Ich sage dann, das Lied sei noch nicht zu Ende und singe noch ein bißchen weiter, doch er drängt zum nächsten oder verliert das Interesse. Etwas Neues geschieht jedoch am Klavier. Dort versuche ich, ihn mit erfundenen oder bekannten Liedern zu erreichen. Er klettert auf meinen Schoß, spielt kurz mit dem ganzen Arm oder den Händen auf den Tasten. Auf vier gleiche tiefe Töne von mir antwortet er plötzlich ganz oben mit "C-C-C-C" wie absichtslos oder zufällig, dann ist es wieder vorbei. Einmal nimmt er meine Hand und läßt sie ganz unten spielen. Gleich danach versucht er, die Front des Klaviers abzubauen, was er ja schon kennt und zu mögen scheint. Auch an der Gitarre findet er Gefallen, setzt sie sich auf die Beine, reißt an den Saiten, während ich greifen soll. Dann aber untersucht er lieber die Wirbel und dreht daran herum.

Ein erster kleiner Dialog kommt zustande. Zu seinem Umgang mit den Instrumenten kommt mir hinterher der Gedanke: Es scheint, als berühre ihn der Klang der Instrumente nur wenig und als wolle er lieber erforschen, woher dieser kommt und wie alles funktioniert.

In der sechsten Stunde lasse ich ihn die Instrumente vorher selbst auswählen. Zurück im Raum zieht er mich zum Klavier und zeigt, daß ich spielen soll, während er an die Trommel geht, aber gleich nach wenigen Tönen aufhört. Dann zeigt er auf die

Gitarre und mich und will das Becken spielen. Nach einer halben Liedstrophe, die ich anstimme und nach ein paar lauten und schwungvollen Beckenschlägen hält er sich die Ohren zu, macht eine Geste, daß auch ich aufhören soll und wendet sich dem Hoch- und Runterschrauben des Beckens zu. Es erscheint mir endlos und er tut sich dabei weh.

Wieder bekomme ich das Gefühl von Sinnlosigkeit, frage mich, was ich hier eigentlich tue. Was ist an Jakob ` behindert´ , was versteht er und was kann er nicht? Er hat ein großes Interesse am Funktionieren der Instrumente und ist dabei wie ein Forscher, der herausfinden möchte, wie die Dinge, die ihn umgeben, zusammenhängen, dabei aber zu keinem Ergebnis kommt. Ich spüre auch Ärger, empfinde es als ein Ablenken vom Eigentlichen (im Sinne von: in der Musiktherapie muß man Musikmachen), erkenne erst später, daß diese Szenen das Eigentliche sind, an denen sich ein Verstehen dessen entwickeln läßt, was Jakobs *Lebensmethode* ist.

Nach der 6. Sitzung beginnen die Sommerferien. Danach kommt Jakob in eine Sonderschule für körperbehinderte Kinder. Ich erfahre von der Mutter, daß sie damit sehr unzufrieden ist, da die Eltern versucht hatten, Jakob noch ein Jahr vom Schulbesuch freizustellen und ihm ein weiteres Jahr im Kindergarten zu ermöglichen, was aber an bürokratischen Dingen scheitert. Durch den Wechsel ändert sich jedoch auch der Stundenplan von Jakob. Da er an der Schule selbst Logopädie und Psychomotorik als therapeutische Maßnahmen wahrnimmt und erst um 16 Uhr nach Hause kommt, meldet die Mutter ihn von den anderen Therapien außer der Musiktherapie ab.

Noch bin ich voller Fragen und Zweifel, was mein *Behandlungsauftrag* ist und unsicher in meiner therapeutischen Methodik. Die beunruhigenden Gefühle, Bilder und Einfälle beginne ich mit Hilfe der Supervision als Gegenübertragungsgeschehen zu deuten, was im folgenden Abschnitt entwickelt werden soll. Zudem verabrede ich mich mit der Mutter zu einem Gespräch, dessen Inhalte ebenfalls in das nächste Kapitel einfließen.

3.2.3. Leiden-Können

Jakob sucht etwas, findet es und stößt es schnell wieder ab. Gleichzeitig versuche ich mit ihm in fortdauernde Begegnungen und Handlungen zu kommen durch musikalische Antworten, Imitieren oder Spielvorschläge. Dabei bekomme ich Gefühle von Hilflosigkeit, Versagen und auch Ärger darüber, daß er sich meinen Kontaktangeboten so schnell entzieht und Schuldgefühle, daß ich ihn überfordere. In diesen Szenen werden wir bereits *methodisch*, was ich aus systematischen Gründen erst später in Kapitel 3.3.1. aufgreifen werde.

Innere Fragen überstürzen sich: Mag er überhaupt Musik? Ich will ihn doch gerade mit Musikinstrumenten erreichen, vielleicht ist er hier ganz fehl am Platz? Was muß ich ihm bieten, daß er zu sprechen beginnt? Was kann er eigentlich alles, was versteht er und was nicht? Wie kann ich verstehen, was er leiden kann und was nicht? Wo ist sein Leiden überhaupt, oder leide nur ich als ein Teil seiner Umwelt an ihm? Ich fühle Leistungsdruck und Unsicherheit, die ich als Gegenübertragungsgefühle in folgender Art verstehen kann:

Mein Bemühen um `das Richtige´ und der Leistungsdruck findet sich in der ständigen Sorge der Mutter wieder herauszufinden, welche Therapie denn die geeignete sei, um ihrem Sohn das Sprechenlernen und das Aufholen der Entwicklungsverzögerung zu ermöglichen. Mir wird deutlich, daß dabei der Blick auf das, was Jakob eigentlich kann und was er ohne Worte sagt, verstellt wird. Ich sehe das unsichere Suchen und den Leistungsdruck der ersten Wochen als etwas an, was sich auch zwischen Jakob und seinen Eltern herzustellen scheint. Im Sinne von *klassischen Gegenübertragungsgefühlen* zeigen sich hier auch persönliche Hintergründe, die als Allmachtswünsche und der Ehrgeiz einer Anfängerin auftauchen, daß nun gerade Musiktherapie und meine Person eine Entwicklung herbeiführen könnten, die bisher noch keine von Jakobs vielen TherapeutInnen erreicht hat.

Auf dem Hintergrund seiner Lebensgeschichte wird sein *Leiden* nun deutlicher: Er mußte immer etwas leisten, als er in den ersten Lebensmonaten nicht die altersentsprechende Motorik zeigte und später nicht zu sprechen begann mit der Folge, daß er praktisch seit seiner Geburt als behindert und damit zu fördern galt. Dadurch ist der *Spielraum* zwischen ihm und seinen frühen Objekten gefährdet gewesen durch ständige Anforderungen und die Angst und Sorge, er könne sich behindert entwickeln. Die Sorge der Mutter ist mir sehr gut einfühlbar. Auch sie sah die Gefahr, ihr Kind zu sehr zu überfordern und entschied sich deshalb dagegen, ihn in eine Frühförderungseinrichtung zu geben. Lieber setzte sie selbst ihre Fachkenntnisse ein. Deshalb hat sie jedoch bis heute Schuldgefühle, nicht genug für ihr Kind getan zu haben.

So hat Jakob bereits sehr früh anstelle eines zweckfreien *Spielraums* ein Interaktionsverhalten erlebt, in dem er Lernender und andere Lehrende waren. Sein unruhiges Forschen, bei dem er nicht zu einem Ende kommt, ist Ausdruck der tiefen Verunsicherung, nicht ganz in Ordnung zu sein und Eigenes nicht selbständig entwickeln zu können. Ich spüre diese Bedrohung seines Eigenen als *komplementäre Identifizierung* in meiner Hilflosigkeit oder dem Gefühl, fehl am Platz zu sein und zu versagen. Gleichzeitig bekomme ich Schuldgefühle und auch Ärger als Folge einer Kränkung, da ich mich doch bemühe und scheinbar erfolglos bleibe. MÜLLER-KÜPPERS (1991, 482) und NIEDECKEN (1989) weisen darauf hin, daß Eltern behinderter Kinder ähnliche Gefühle empfinden. Sie fühlen sich mit ihrem Kind verbunden, haben jedoch das Gefühl, versagt zu haben. Das Kind wiederum erlebt die Enttäuschung und Ratlosigkeit der Eltern in der Interaktion und wird dadurch entmutigt.

Damit bekommt auch mein Gefühl der Sinnlosigkeit und die auftauchende Frage, was er denn nun `könne´ und was nicht, einen Verstehenshintergrund. Es ist, als stecke das unbewußte Urteil darin: "es hat keinen Sinn mit dir, wenn du doch nicht sprichst". Gleichzeitig habe ich den Impuls weiterzumachen und ihm etwas bieten zu müssen. Auch Eltern behinderter Kinder entwickeln häufig als Abwehr ihrer eigenen Schuldgefühle ein übergroßes Bemühen, nichts unversucht zu lassen, was es an therapeutischer und pädagogischer Behandlung ihres Kindes gibt.

Etwas Neues entsteht bereits in der ersten Sitzung, als ich Jakobs Untersuchungen des Raumes und der Instrumente in ein Spiel einbinde, bei dem wir durch Gesten, Laute, Klopfen und Übersetzungen eine gemeinsame Sprache finden und dadurch dem endlosen Aufbauen und Abbrechen eine erkennbare Handlung und Entwicklung entgegensetzen. Wir kommen ins Spielen. Ähnliches kommt nach der Wasserhahn-Szene in Gang, die mich zunächst wieder hilflos macht, durch Gefühle von Ausgeschlossensein und Nicht-Verstehen. Als Gegenbewegung bleibe ich in der darauffolgenden Szene intuitiv für mich am Klavier und schaffe dadurch den offenen Raum, in welchem Jakob von sich aus zu mir kommt und ein neues Spiel, die Erforschung des Klavierinnenraumes, beginnt.

Seine Impulse und sein *Können* gehen alle dahin, selbst die Sache in die Hand zu nehmen und seine Eigenheit zu wahren. Bei Kontaktversuchen von mir bricht er ab, macht etwas anderes oder verbietet mir weiterzuspielen. Vielleicht kann er sie nur als Verhaltensanweisungen empfinden, die er *nicht leiden kann*. Auch laute Töne oder meine Langeweile sind eine Bedrohung für ihn, der er sich entzieht. Somit hat Jakob eine *Lebensmethode* entwickelt, mit der er das, was er *nicht leiden kann*, vermeidet. Jedoch entdecke ich auch sein großes *Können*, sich nonverbal auszudrücken und einen phantasievollen *Spielraum*, der der Kern unserer Beziehung wird.

3.2.4. Rekonstruktion anhand der Gestaltfaktoren

Die schnellen Wechsel in Jakobs Zugang zu den Dingen, wodurch alles gleich in anderem weitergeht oder zerfällt, werden durch den Gestaltfaktor der *Umbildung* in seiner extremen Ausformung charakterisiert. Dadurch ist dessen polare Ergänzung, die *Aneignung*, gestört. Jakobs Tun bricht zu schnell wieder ab, selten bleibt er an etwas Bestimmtem haften, so daß es ihm nicht zu eigen werden kann. Oder aber die *Aneignung* kippt um in endlose Forschungen, ein Auf- und Zu-, An- und Ausmachen, bei dem alles gleich wieder *umgebildet* wird und der Sinn seines Tuns verloren geht. Demnach ist in Jakobs seelischer Gestaltbildung eine starke *Umbildungs*tendenz und zu schwache *Aneignung* zu erkennen.

Als Erweiterung zur *Aneignung* sind die Gestalttendenzen der *Einwirkung* und *Anordnung* zu sehen. *Einwirkung* von außen vermeidet Jakob, indem er mir auch mal verbietet weiterzuspielen oder zu singen. Durch die Schnelligkeit solcher *Anordnungen* kann nichts lange auf ihn einwirken. Seine aktiven *Einwirkungs*versuche verlieren dabei ihren Sinn und bekommen keine Resonanz. Es ist zu vermuten, daß dies die Wiederholung einer früheren Entmutigung oder einer zu frühen, sehr starken *Einwirkung* auf sein Seelisches darstellt. Er braucht nun starke *Anordnungen*, um sich vor *Einwirkungen* zu schützen.

Es ist, als suche er stattdessen Ursachen und Wirkungszusammenhänge zu erforschen, also die *Einwirkungen* der Dinge auf anderes. Eine starke *Einwirkungs*tendenz findet sich außerdem in Jakobs Umfeld wieder. So zeigt sie sich in dem Druck, den ich spüre, ihn zum Sprechen zu bewegen oder auch in dem Verhalten der Mutter, die nie aufgegeben hat zu hoffen und daran zu arbeiten, daß er doch noch seine Entwicklungsverzögerungen nachholen könnte. Bezeichnenderweise gibt mir die Erzieherin dagegen den Rat, möglichst viele Strukturen und Grenzen zu setzen und gezielte Übungen zu machen. Darin zeigt sich die *Anordnung* als komplementärer Gestaltfaktor zur *Einwirkung*. Dieser Faktor ist in Jakobs Tun noch nicht sehr ausgeprägt. In dem Rat der Erzieherin dagegen kann man erkennen, daß das Seelische *Anordnungen* zu delegieren scheint. Das führt aber langfristig dazu, daß Jakob nichts Eigenes anordnen kann und seine eigenen Ordnungen nicht findet. Die *Anordnung*stendenz wird jedoch zu einem späteren Zeitpunkt vermehrt auftauchen, wenn er beginnt, die Tische und Stühle umherzuschieben oder mich funktionalisiert und mir Rollen zuweist. Ich versuche bereits in den ersten Stunden sinnvolle *Anordnungen* zu schaffen, indem ich den Aktionsraum und damit den Raum für *Einwirkungen* gezielt mit Stühlen begrenze oder nur die Instrumente bereitstelle, die er sich bereits *anzueignen* beginnt.

Als Gegenzüge zu dieser Gestaltbildung sind die Faktoren *Ausrüstung* und *Ausbreitung* zu verstehen. *Ausrüstung* findet sich in seinem technischen Interesse und seiner reichhaltigen nonverbalen Sprache und den ersten Anzeichen seiner Spiele, in denen Folgerichtigkeit und Konsequenz zum Zuge kommen kann. So folgte mein Suchen nach Wiederkehrendem und Bekanntem, nach Einbindung und Stabilisierung einer inneren Logik, indem ich bereits *Ausrüstung* schaffte. Die *Ausbreitung*stendenz in Jakobs Seelischem zeigt sich mir besonders in seiner Phantasie und den Spielen, die in der nächsten Phase beschrieben werden. Diese sind damit die Schlüssel zu seiner Eigenheit und der mangelnden *Aneignung*stendenz.

Somit versuche ich also bereits in den ersten Stunden, seiner mangelnden *Ausrüstungs-* und *Anordnung*stendenz entgegenzuwirken. Im weiteren Verlauf wird zum Behandlungsauftrag, den Riß zwischen zu starker *Umbildung* und mangelnder *Aneignung* überbrücken zu helfen und seinem Seelischen *Einwirkungs*-Möglichkeiten zu schaffen.[3]

3.2.5. Der Behandlungsauftrag - erste Version

Meine Suche nach dem *Behandlungsauftrag* ist von Anfang an problematisch. Da ich mir anfangs oft die Frage nach dem Sinn dieser Behandlung stelle und ob sich überhaupt ein therapeutisches Setting herstellen lassen wird, ist der *Behandlungsauftrag* nicht von meiner Suche nach einer eigenen therapeutischen Haltung und Methodik zu trennen. Diese Suche möchte ich hier näher darstellen.

So stehe ich auf der einen Seite unter dem Druck einer unausgesprochenen Erwartung der Mutter, nämlich das zu erreichen, was noch nie jemandem gelang: Jakob soll endlich sprechen. Auf der anderen Seite muß ich mir und der Mutter deutlich machen, daß Jakob nicht Klavierstunden haben wird, weil er etwas ganz anderes mit mir herstellt, was ich erst langsam verstehen werde. Darüber hinaus machte ich mir bewußt, daß ich für Jakob keinen pädagogischen, sondern einen psychotherapeutischen Auftrag suchte, wobei ich das seelische Geschehen verstehen und behandeln wollte. Den konzeptionellen Hintergrund bilden die morphologische Musiktherapie (TÜPKER 1988), die analytische Spieltherapie (A.FREUD 1989; KLEIN 1971; ZULLIGER 1991; WINNICOTT 1993), sowie die Arbeit von NIEDECKEN (1989). In den Gesprächen zeigt sich die Mutter sehr aufgeschlossen für ein solches Vorgehen.

Im Laufe der ersten Begegnungen mit Jakob entwickele ich daneben die therapeutische Vorannahme, daß er nicht sprechen wird, wenn ich seine Sprachentwicklung zum Ziel der Therapie mache. Ich gewinne den Eindruck, daß Jakob bereits zu sehr unter dem Druck steht, sprechen lernen zu müssen und auf entsprechende Angebote oder pädagogische Einflußnahme ablehnend reagiert. Da er jedoch lautiert und Wörter verwendet, kann ich mich nicht immer von dem Wunsch befreien, daß er es noch lernen wird. Meine Vorstellung geht deshalb dahin, ihm genügend Raum zur Entwikklung seiner Möglichkeiten zu lassen, wodurch er vielleicht begleitend mehr zu sprechen beginnt, den Wunsch danach jedoch bewußt zurückzuhalten und nicht mein Augenmerk darauf zu richten.

Ein weiterer Faktor beeinflußt meine Suche. Die Institution Musikschule hat zwar keinen Einfluß inhaltlicher oder konzeptioneller Art, sie bestimmt jedoch das Setting von der Raumsituation und -ausstattung her. Jakobs Aufmerksamkeit kann hier nicht allein auf die Musik und die Beziehung gelenkt werden, da so viel anderes dort herumsteht und von ihm miteinbezogen wird. Dies spielt anfangs bei meiner Unsicherheit eine große Rolle, was ich methodisch mit Jakob machen kann. Ich hoffe zunächst, wir würden hauptsächlich auf den Instrumenten spielen, was in diesem Raum jedoch von Anfang an unmöglich scheint. Jakob selbst hilft mir aus dieser Unsicherheit heraus, weil er in der Folgezeit den Spielraum so zu nutzen beginnt, wie er es zur Darstellung seiner inneren Welt braucht.

Mit Hilfe der Supervision kann ich Jakobs *Behandlungsauftrag* nun wie folgt formulieren: Jakob scheint mir mit seinen Abbrüchen sagen zu wollen: "Bring mir nichts bei und laß mich mal machen". Dies kann nicht alleiniger Auftrag sein, da ich von der paradoxen Grundannahme ausgehe, daß Seelisches sich nur entwickeln kann, wenn es in anderem weiterkommt und sich dadurch verändert (vgl. SALBER 1993, 15). Jakobs Beauftragung kann daher auch heißen, ihn möglichst viel Eigenes und Freiraum entwickeln zu lassen, so daß *Aneignung* zustande kommen kann. Daneben sollte es möglich sein, ihn *Einwirkung* erleben zu lassen. Dazu gehört, daß er von mir in seiner eigenen Sprache verstanden werden möchte und diese in seinen Spielen und Szenen entwickelt. Mir kommt dabei die Aufgabe zu, ihn *mitbewegend* zu verstehen, auch im Hinblick auf die Frage, warum er eigentlich nicht spricht, anstatt nur zu sehen, daß er nicht spricht. Dieser neue Blickwinkel, so einfach er jetzt formuliert wurde, ermöglicht die Entwicklung eines therapeutischen Settings und eines *Methodisch-Werdens*, welches ich im folgenden Kapitel darstellen möchte.

3.3. Der Spielraum öffnet sich (7. - 17. Stunde)

Im folgenden Behandlungsabschnitt zentriert sich das *Methodisch-Werden*. Es enwickeln sich Rollenspiele, deren Themen und Bedeutungen ich detailliert beschreiben werde. Über die Darstellung von Jakobs spezifischem Zugang zur Musik wird der Stellenwert der Musik innerhalb dieser Behandlung erörtert. Danach wird die Auseinandersetzung mit der Mutter und dem institutionellen Auftrag fortgeführt und eine erweiterte Version des *Behandlungsauftrages* erarbeitet.

3.3.1. Methodisch-Werden

Durch das Ineinandergreifen unserer verschiedenen *Methoden* kommen Entwicklungen in Gang, die besonders in der 18. Stunde zu einem *Anders-Werden* führen. Im Nachhinein läßt sich das *Methodisch-Werden* auch in den ersten Stunden erkennen. Bei Jakob zeigt es sich in dem "rasenden Forscher" und den ständigen extremen *Umbildungen*. Diese bewirken, daß ich beginne, nach Wiederkehrendem zu suchen, an Bekanntem anzuknüpfen, zu strukturieren und Materialien anzubieten. Damit wehre ich auch meine Gefühle des Versagens ab und agiere in einem *Handlungsdialog*. Gleichzeitig schaffe ich dadurch einen haltgebenden Raum, in dem ich die verwirrenden Gefühle ertragen kann und für Jakob ein *unzerstörbares Objekt* werde.

In der folgenden Zeit wird es ein grundlegender Zug in meinem methodischen Vorgehen, mit musikalischen und spielerischen Mitteln Jakobs Aktivitäten zu begleiten und zu deuten. Dabei bemühe ich mich um eine "gleichschwebende Aufmerksamkeit" (S.FREUD 1992, 51) und warte ab, bis ich etwas verstehen kann. Nicht pädagogisch und drängend einzugreifen fällt mir auch in der folgenden Zeit schwer, zumal ich vor den Sitzungen noch als Querflötenlehrerin fungiere. In meiner therapeutischen Haltung orientiere ich mich neben A.FREUD (1989) und KLEIN (1971) an dem Grundgedanken der non-direktiven Spieltherapie nach AXLINE (1993), die Aktivitäten und besonders die mitempfundenen Gefühlsinhalte der Szenen dem Kind wiederzuspiegeln. Dies geschieht nach AXLINE auf der sprachlichen Ebene, was mir bei Jakob aber nicht ausreichend erscheint, da er neben der Sprache viel eher nicht-sprachlich, durch gesungene Kommentare und nonverbale *Spieleingriffe* zu erreichen ist.

3.3.2. Die Entwicklung der Spiele

Die Spiele, die Jakob mit mir ab der siebten Stunde entwickelt, sind bereits etwas Neues gegenüber der ersten Phase. In ihnen zeigt sich Jakobs innere Welt, die ich als *Szenen* zu verstehen und innerlich zu deuten beginne. In diesen musikalischen und nicht-musikalischen Spielen übernimmt er die Regie, indem er Anweisungen gibt durch Gesten, zunehmend auch Laute und Wörter und die Instrumente und Objekte des Raumes auswählt. Ich bin dabei die Ausführende, greife seine Impulse spielend auf und übersetze sie in Sprache und Lieder oder entwickle die Spielrollen weiter, die er mir zuweist. Die Spiele sind Teil eines *gemeinsamen Werkes*, bei dem Gesten, Sprache und Spielhandlung sich vermischen und gegenseitig bedingen. Ich lasse mich dabei von seinen Einfällen und meiner *Mitbewegung* leiten ohne gerichtete Zielvorstellungen. Sie werden zunehmend Jakobs Sprachrohr und bilden die Brücke zwischen seinem Nicht-Sprechen und meinem Nicht-Verstehen. Unsere Aktivitäten bekommen darin Folgerichtigkeit und inneren Sinn, gehen über das bisher Erlebte hinaus und *breiten* sich *aus*. Daher sind hier die Gestaltfaktoren der *Ausrüstung* und *Ausbreitung* als erweiternde Gegenzüge zu dem geschilderten Bruch zwischen *Aneignung* und *Umbildung* erkennbar.

In der 7. Sitzung ist die Atmosphäre entspannter, Jakob kommt wacher und interessierter in die Therapie. Er wählt sich und mir die Instrumente aus und spielt zuerst sehr laut und ein bißchen länger als sonst auf Becken und Snaredrum, während ich ihn am Klavier begleite. Dann gibt er plötzlich mit einer Geste und "nei" (nein) die Anweisung, daß ich aufhören soll und schlägt selbst auf die Tasten, woraufhin ich wieder mitzuspielen versuche. Meine Gefühle wechsen zwischen entspanntem Kontakt und Chaos. Ich habe den Impuls, immer wieder musikalische Strukturen und Ordnungen durch Lieder zu vermitteln. Als es ihm nach einer Weile zu laut wird, hält er sich die Ohren zu und setzt sich unter das Klavier. Dort entwickelt sich ein Gespräch mit unseren Fingern, wir zeigen uns gegenseitig mit unseren Fingern, wie alt wir sind. Er lacht und klettert auf meinen Schoß. Es ist ein warmes Zusammensein, das aber dann wieder in unruhiges Umherforschen übergeht. Auf meinen Spielvorschlag "Laß uns mit Instrumenten ein Tier spielen!" geht er nicht ein. Stattdessen entdeckt er die Lotosflöte, die er mit wachsender Begeisterung ausprobiert. Wir machen ein Rufen-Antworten-Spiel auf zwei Flöten, dann geht er mit der Flöte durch den Raum. Ich folge ihm und sage "Ah, eine Lokomotive", woraufhin er "ja" sagt und lacht. Gemeinsam marschieren wir pfeifend durch den Raum. Die Sitzung klingt diesmal ganz ruhig auf dem Boden sitzend aus.

Noch habe ich den Anspruch, in der Musiktherapie müsse Musik gemacht werden und versuche Jakob anfangs immer wieder dazu zu bewegen. Gleichzeitig wird er auch *methodisch*, bricht immer wieder ab, wenn ich ihn zu etwas auffordern möchte und entwickelt eigene Ideen. Hier ist er plötzlich laut und ausdrucksstark, kann Lautstärke, die er selbst produziert, sehr wohl ertragen, bricht nicht sofort wieder ab, sondern fängt an, mit mir zu spielen und bei einem gemeinsamen Bild zu bleiben. Hier merkt man, wie langsam Sinn entsteht. Er nimmt meine Anregungen auf und bildet sie um, erst dadurch werden sie zu etwas Eigenem. Es ist für mich ein intensives Erlebnis und ich empfinde einen vertrauensvollen, fröhlichen Kontakt.

In der 8. Sitzung geht er zu Beginn zu meiner Tasche und holt Bilderbücher heraus, die ich mitgebracht habe. Er zeigt auf ein Buch und mich: ich soll vorlesen. Ich setze mich also auf den Boden und denke, er setzt sich zu mir, aber Jakob geht zielstrebig zu den Schlaginstrumenten, die er vorher um sich herum aufgebaut hat und beginnt, die Geschichte musikalisch zu kommentieren. Es ist eine Geschichte über die Entstehung der Welt aus der Sicht eines Dreijährigen mit passenden Bildern, die ich ihm jeweils zeige, während ich vorlese. Beim "Mond" spielt er zum ersten Mal ganz leise und zart auf dem Xylophon, beim nächsten Bild in entsprechend anderer Weise. Auf einmal zeigt er mit dem Schlegel fragend auf ein Instrument und fragt mehrfach "häh?", als sollte ich ihm sagen, ob es das Richtige sei. Ich sage ihm, daß er das selbst entscheiden könne. Daraufhin hört er auf, kommt zu mir und fragt auch "häh" zu den Bildern. Wieder driftet die ganze Szene in etwas Sinnlos-Unverständliches ab, ähnlich wie in den zu Anfang beschriebenen Stunden.

In seiner Spielidee schafft er über die Musik eine Verbindung zur Sprache, die er sich dadurch auf eine neue Weise *aneignen* kann. Ich bekomme jedoch nach meiner anfänglichen Überraschung darüber das Gefühl von Mutlosigkeit und Müdigkeit, was ich jetzt als eine *konkordante Identifizierung* mit Jakobs Entmutigung und Verunsicherung verstehen kann. Als sei er bei mir auch wieder der Lernende, dem alles immer nochmal richtig beigebracht werden muß, fragt er mitten in seinem Spiel, was er nun machen soll. Die Verwirrung am Ende der Schöpfungsgeschichte aus Kindersicht wird mir im Nachhinein als ein erstes Anzeichen von seinem inneren Thema deutlich, was sich erst viele Sitzungen später konkretisieren wird, nämlich der Frage, woher er selbst kommt und wie die Kinder entstehen. Das Bilderbuch, so erkenne ich selbst nachher, hatte eine phantastisch-abstruse Geschichte als Grundlage, die eher verwirrte, als Antworten geben konnte.

Das Lotosflöten-Spiel greift Jakob in der 9. Stunde wieder auf, erweitert den Dialog um Beckenschläge und einen Ruf "hei". Ich versuche mit sprachähnlichen Phrasen und Rufen auf der Tin-Whistle weitere Dialoge ins Spiel zu bringen, woraufhin er beginnt, mein Spiel mit Trommelschlägen zu dirigieren. Er spielt einen strengen Puls und ich mache dazu Schritte im Raum wie eine Puppe. Das begeistert ihn sofort und er dirigiert mich durch den ganzen Raum. Dann stellt er sich zwischen zwei Tische, spielt die Lotosflöte und hält die Hand auf. Ich »bezahle« mit einem Handschlag, worauf er die »Schranke öffnet«, ich auf die

Trommel schlage und weitergehe. Dies wiederholen wir daraufhin an anderen Tischen.

Dieses »Schrankenspiel« taucht in den folgenden Sitzungen nun häufiger auf mit der Variante, daß nun auch ich mal die Schranke öffnen und schließen soll. In symbolischer Weise geht es hier um Grenzen, Begrenzungen und das Öffnen der Be-schränkung. Auch kann er die Grenze bewachen und nach eigenem Dafürhalten öffnen oder schließen. Dies wird ein wichtiger Hinweis für mich, der den *Behandlungsauftrag* noch einmal konkretisiert, nämlich ihn selber spielen und seine Sprache finden zu lassen, anstatt ihn mit pädagogischen Forderungen verändern zu wollen. Daraufhin entsteht ab der 10. Stunde die Idee, ihm eine Art »Höhle« aus dem Klavierüberzug und einem Tisch zu bauen, um ihm seinen Freiraum und die Abgrenzung zu mir auch räumlich zu ermöglichen (vgl. Kap. 3.3.2.1.).

In der 11. und 12. Sitzung ist die Atmosphäre plötzlich verändert. Er ist sehr unruhig und bleibt nur sehr kurz bei einer Sache. Manchmal schubst er mich, wenn er etwas will, was ich nicht gleich verstehe, drängelt und zerrt an mir, bläst mit der Flöte in mein Ohr und versucht mich lachend zu ärgern, was ihm auch gelingt. Auf der Trommel spielt er schnelle, laute Schläge hintereinander und hält sich dann die Ohren zu. Oder er wiederholt kurz das Schrankenspiel, es zerfällt aber sofort ins Belanglose. Als die Mutter ihn abholen kommt, kann er gar nicht aufhören zu toben. Sie fragt ihn, was er denn gemacht habe, woraufhin er auf der Trommel spielt.

Er muß etwas vorzeigen können, und ich fühle in der Gegenwart der Mutter besonders starken Leistungsdruck.

In der nächsten Stunde wirkt er noch zerstreuter. Er verbietet mir jeden Laut und packt die Instrumente weg. Daraufhin warte ich ab und spüre eine große Spannung, die nur schwer zu ertragen ist.

In diesen Sitzungen verdichtet sich noch einmal das Anfangsbild des Bruchs zwischen extremer *Umbildung* und mangelnder *Aneignung*. Was zustande kommt, zerfällt gleich wieder. Darin *wird* Jakob *methodisch* und bewirkt bei mir Zweifel am Sinn unseres Tuns und Hilflosigkeit. Damit 'erzählt' er mir zugleich seine Geschichte, wie der eigene *Spielraum* immer wieder zerstört wurde durch das Fehlen einer ungerichteten Resonanz, die nicht möglich war, weil der Blick der zur Förderung angeleiteten Eltern nur auf das Richtige, die vorgedachten Entwicklungsschritte, ausgerichtet war. Meine Methode des Abwartens und Zuschauens fällt mir sehr schwer, erscheint mir jedoch am geeignetsten, um ihm zu zeigen, daß ich für ihn da bleibe und *unzerstörbar* bin. In dieser Phase bringt die Supervisions des Falles große Hilfe und Entlastung. Dort kann ich auch seinen *Behandlungsauftrag* für mich als den Satz formulieren: "Bring mir nichts bei und laß mich mal machen", den Jakob mir mit seinem *Methodisch-Werden* zu sagen scheint.

Die 13. Stunde ist der Auftakt zu den Rollenspielen, die Jakob seither mit mir erfindet. In ihnen `berichtet´ er mir von Alltagserfahrungen, spielt in ihnen Szenen durch, deren Konfliktpotential er wiederholt.

Zuerst legt er sich in die »Höhle« unterm Tisch und bittet mich dazu, was ich singend kommentiere, etwa: "hier ist es kuschelig und schön dunkel und warm." Daraufhin beginnt er eine morgendliche Prozedur des Aufwachens, Räkelns und Gähnens. Dann geht er zum »Bäcker«. Ich kommentiere in einer Art Quiz-Spiel, wobei Jakob mit "ja" oder "nein" auf meine Interpretationen reagiert. Auf diese Weise können wir uns mit der Zeit immer besser verständigen. Ich bin also die »Bäckerin«, er »kauft« Brötchen und Coca Cola, bezahlt per Handschlag und geht zum Frühstücken mit mir über. Dann bugsiert er mich zum Tisch und wir spielen »Schule«. Auf meine Frage, wer denn der »Lehrer« sei, sagt er "mir" und zeigt auf sich, ich soll die »Schülerin« sein. Er zeigt auf lauter Dinge im Raum, die ich benennen soll. Sage ich das Falsche, kommt er und versucht, mich zu schlagen oder zu treten. Ich erschrecke und sage spontan "aua", woraufhin er zu mir kommt und "nein" sagt, als sei das nicht so gemeint. Dann beginnt das Spiel wieder von vorne.

Ich höre zum ersten Mal, daß er "mir" sagt, sein Wort für "ich". Es ist also ein Wort, mit dem er Besitz anzeigt, sein "ich" gehört ihm sozusagen. Als ich die Mutter später einmal danach frage, sagt sie, dieses "mir" sage er schon einige Jahre zu sich. In den Rollenspielen arbeitet er Erfahrungen durch, die mit seinem Alltag zu tun haben. Auch KLEIN berichtet in ihrer Abhandlung zur Analyse des Kindes von Rollenspielen mit ähnlichen Themen. Ihrer Ansicht nach verarbeitet das Kind darin seine Wünsche, wie sich Eltern oder Autoritätspersonen dem Kind gegenüber zu verhalten haben. Wenn es die elterliche Rolle übernehme, mache es häufig seinem Groll und seiner Aggressivität Luft, indem es sich sadistisch gegenüber dem gespielten Kind verhalte (1991, 19). Auch in Jakobs "Lehrer-Spiel" zeigt sich das Thema "Macht und Aggression", das in der Folgezeit häufiger zum Vorschein kommt (vgl. Kapitel 3.3.2.2.).

Neben dem »Verkaufs-Spiel« kommt in der 14. Stunde »Pizzabacken« dazu, wobei er die Trommel als »Pizzaform« und den Schellenbaum zum »Kneten« verwendet. Die »Pizza« schiebt er in den »Ofen« hinter das Klavier, dann geht er zur »Höhle«, wartet dort und erinnert mich mit Lauten und Gesten, als ich am Klavier dazu spiele und kommentierend singe, daß da noch die »Pizza im Ofen« sei. Er geht zum Ofen, dreht an den »Reglern«, »holt« sie heraus und »ißt« sie mit mir auf.

Jakob macht die Instrumente zu seinen Spielmedien. Er behandelt sie in den Stunden zunächst als Musikinstrumente und dann als Phantasieobjekte. Auch W.MAHNS weist darauf hin, daß in Kindertherapien die Musikinstrumente häufig als Spielzeug behandelt werden (1990, 359). Das Versorgen mit Eßbarem in dieser Stunde wird sich noch häufig wiederholen. Diese Spiele haben etwas mit Austausch und Handel zu tun, mit Essen kaufen, zubereiten, verkaufen, essen und füttern. Wir sind gleichberechtigte Partner, die sich gegenseitig mit etwas versorgen und im Austausch stehen.

In der gleichen Sitzung findet er im Raum zufällig einen Atlas, zeigt auf einer Karte, wo er "wohnt". Wir entwickeln ein Spiel »Im Reisebüro«, wobei er »Tickets kauft« für einen »Italienflug«. Während ich abwartend daneben sitze, zieht er mit allen Instrumenten von der «Höhle« fort. Es ist wie ein Umzug an einen anderen Ort. Dort legt er sich kurz hin, kommt dann zu mir und lädt mich zu sich ein.

Er hat ein großes Vorstellungsvermögen und viel Phantasie. Wie sich zeigt, stellt er den Kontakt von selbst her, wenn er mich dabeihaben will. Ich habe inzwischen den Eindruck, daß Jakob mit mir ein *Behandlungsbündnis* geschlossen hat. Er beginnt, die Behandlung als seinen *Spielraum* zu nutzen und es enwickelt sich eine *positive Übertragungsbeziehung*. Das wird auch daran deutlich, daß er gerne kommt. Seine Mutter erzählt, er wolle immer unbedingt zur Musiktherapie gehen, auch wenn er nach der Schule müde sei.

Ich versuche in dieser Phase, ihm beim Wiederbeleben und Verarbeiten vergangener *Interaktionserfahrungen* zu helfen, indem ich mitspiele, beobachte und zu verstehen suche. Dabei kommt es in den Stunden auch immer wieder zu Abbrüchen und schnellen, verwirrenden Wechseln, die ich oft noch nicht verstehe und die mich verunsichern. Mein *Methodisch-Werden* zeigt sich jetzt darin, daß ich mich als formbar und verfügbar erweise und als Gegenüber da bin. Der Kreislauf von Überforderungen und Abbrüchen wird dadurch manchmal angehalten und es kommt bereits zu einem *Anders-Werden* des Anfangsbildes. Versteht man sein unruhiges Forschen als eine Suche nach Geschichtlichkeit, so kann nun durch sinnvolle Zusammenhänge so etwas wie eine eigene Geschichte und damit *Einwirkung* entstehen. Deutliche Themen werden in diesem Behandlungsabschnitt der Wunsch nach Verschmelzung und andererseits die Auseinandersetzung mit Macht und Aggression, was in den beiden nächsten Abschnitten konkretisiert wird.

3.3.2.1. Die Höhle - Verschmelzungswünsche und Rückzug

Die »Höhle«, (oder »das Haus«, wie sie manchmal auch heißt), gebaut aus Klavierüberzug und Tisch, wird ab der 10. Sitzung ein wichtiger Bereich innerhalb der Behandlung. Ursprünglich war sie meine Idee, um Jakob mehr Grenzsetzungen zu ermöglichen. Später baut er sie jedesmal von selbst auf, wenn ich sie nicht schon vorbereitet habe.

Die Höhle symbolisiert dabei Mehrfaches. Als Ort des Rückzugs und der Geborgenheit kann Jakob sich dort abgrenzen, hineinrollen und alle Enden des Klavierbezuges solange herunterziehen, bis er ganz dahinter verschwindet. Darin zeigt er Autonomie und den Wunsch, sich von mir abzugrenzen. Er kann mich aber auch hineinbitten, sich mit mir zusammen hineinsetzen oder -legen, wobei er immer wieder Schlafszenen mit mir spielt und sich bei mir ankuschelt. Ich verstehe die Höhle aus entwicklungspsychologischer Sicht zunehmend als ein Symbol für die Mutter und damit als ein *Übergangsphänomen*, das die Mutter in ihrer Abwesenheit vertritt. Hier kann Jakob Verschmelzung und andererseits Trennung von der Mutter nacherleben. Jedoch auch diese kleine Verweilzeit und warme Nähe bricht er kurz darauf immer ab, imdem er das Aufwachspiel spielt und schnell nach draußen geht. Ich spüre für einen kurzen Moment bei ihm den Wunsch nach Nähe und Geborgenheit, der dann wieder umkippt, wenn er sich abgrenzt und nach draußen verschwindet. Dies ist ein Hinweis auf sein Autonomiestreben, aber zugleich ein Verhindern und Abwehren von etwas.

Aus der morphologischen Blickrichtung heraus hält Jakob damit etwas getrennt, was sich paradoxerweise gleichzeitig zusammenfügen will. Sein *Ausbreitungsverlangen*, Wünsche nach ʽmehrʼ und danach, sich in anderem wiederzufinden, ist begrenzt durch seine zu starre Abwehrbewegung des Abbrechens, mit der er sich gegen etwas *ausrüstet*, was ihm zu nahe kommen könnte. In dieser seelischen Gestaltbildung scheint bei ihm etwas noch nicht gelungen oder genügend erprobt worden zu sein. An solchen Stellen kommt mir immer wieder die Vermutung, daß in seiner frühen Entwicklung eine zu große *Einwirkung* bestanden haben könnte, die auf eine besondere Verletzlichkeit bei ihm stieß. Hierbei kann ich nur von Vermutungen ausgehen, nehme mir aber vor, mit der Mutter darüber ins Gespräch zu kommen. Dies ist wichtig, um nicht in eine unbewußte Schuldzuweisung gegenüber der Mutter zu geraten, im Sinne von `böser Mutter´ und `guter Therapeutin´. Auf diesen Punkt werde ich in Kapitel 3.3.3. noch zurückkommen.

Ein weiterer Aspekt ist sein langes Herumzupfen und Ziehen an dem Klavierbezug, bevor er sich ganz hineinsetzt. Hier erscheint der Faktor der seelischen *Anordnungstendenz* ganz deutlich, den ich zu Anfang noch nicht sah: Es muß erst alles *angeordnet* werden, was eine mühevolle Arbeit ist, weil immer ein Ende wieder hochrutscht, wenn er am anderen zieht, bis es am richtigen Platz ist. Dieses unruhige und zwanghafte *Anordnen* von Dingen wird in späteren Sitzungen noch häufiger auftauchen. Ich habe den Impuls, ihn davon abzuhalten, weil es endlos wirkt und sich zu verselbständigen droht und ich in meiner Gegenübertragung spüre, daß er mich damit ausschließt und den Kontakt abbricht. Mit meinem Eingreifen *agiere* ich in einem *Handlungsdialog,* den ich nachher so deute: Es ist, als müsse er alles unter Kontrolle halten, was ihn bewegen könnte, wie etwa die Szenen in der Höhle. Damit bekommt auch das endlose Herumhantieren an Dingen einen Sinn als Abwehrmaßnahme der Angst vor zu großer Nähe und Vereinnahmung. Mit Hilfe der Gestaltfaktoren ausgedrückt, vermeidet er damit *Einwirkung* durch zwanghaftes *Anordnen*.

Darüber hinaus dient die Höhle als Aufbewahrungsort für Dinge, die zwar dazu gehören, aber momentan nicht benutzt werden. Das gilt besonders für die Musikinstrumente, die er oft zu Beginn der Sitzungen alle oder teilweise in die Höhle stellt. Manchmal entsteht daraus ein kleines Spiel, bei dem ich singe, welches Instrument er gerade nimmt und er kurzzeitig darauf spielt.

In der 13. Stunde lädt er mich zu sich in die Höhle ein und geht dann zu den Instrumenten, die er ausgesucht hat: Trom-

Fallstudie / Methodisch-Werden 151

mel, Becken, kleines Xylophon und Lotosflöte. Zuerst spielt er auf der Trommel und ich singe: "Der Jakob ist ein Trommler, der trommelt immer, was er will, trommel, trommel, trommel, trommel...". Dann geht er zum Xylophon, und ich singe etwas über einen "Spielmann", der immer "klöppelt" und so fort.

Danach geht er zu seinen Spielen über und die Instrumente werden zu Spielobjekten. In symbolischer Weise zeigt Jakob mir dadurch, daß die Instrumente zwar wichtig sind, aber nicht das wichtigste Medium in dieser Therapie.

3.3.2.2. Der Oberbefehlshaber - Macht und Ohnmacht

In dem zweiten Behandlungsabschnitt zieht sich das Thema "Macht und Aggression" wie ein roter Faden durch unsere Sitzungen hindurch. Dieses charakterisiere ich in dem Bild des "Oberbefehlshabers". Jakob versucht nun, in extremer Weise *Einwirkungen* und *Anordnungen* herzustellen. Darin zeigt sich sein *Methodisch-Werden* in weiteren Fassungen. Er spielt mächtige Rollen, wie im Lehrerspiel, gibt mir Befehle mit lauten fordernden Tönen oder zieht mich zu etwas hin, damit ich ihm helfe. Oft verbietet er mir jede eigene Regung. Es kann aber auch spielerisch werden, wenn er auf einen Stuhl oder Tisch steigt, mich von oben her anstrahlt und sich dann lachend auf mich herabfallen läßt. Häufig jedoch fühle ich mich funktionalisiert und ohnmächtig, was auch Ärger in mir aufkommen läßt.

Ich vermute, daß dieses Thema etwas mit seinem jüngeren Bruder zu tun hat, mit dem er zu Hause oft zusammen spielt. Da dieser jünger und nicht behindert ist, vermute ich, daß Jakob sich häufig unterlegen und ohnmächtig fühlt und gleichzeitig in ihm einen Rivalen sieht, mit dem er die Liebe seiner Eltern teilen muß. Als Gegenbewegung drückt er nun in den beschriebenen Szenen den Wunsch nach Omnipotenz und Grandiosität aus, wobei er sein Gegenüber quasi 'mundtot' macht und so dessen bedrohliche Macht kontrollieren kann.

Die Auseinandersetzung um die Machtverhältnisse wird auch an Jakobs Reaktion deutlich, wenn der Bruder ihn nach den Stunden abholen kommt.

Häufig ist der Bruder mit einem Freund und der Nachbarin bereits einige Minuten vor dem Ende da und drinnen im Raum zu hören. In der 14. Sitzung rennt Jakob daraufhin hinaus, macht aggressive Laute und ruft "nein", "nein" und "mir, mir". Er will nicht, daß der Bruder hineinkommt, wirkt verstört und bricht die Stunde vorzeitig ab.

Er macht dem Bruder damit klar, daß dies sein Raum ist, der nur ihm gehört und der nicht verletzt werden soll. Ich nehme mir vor, den Abholern zu sagen, daß sie in Zukunft draußen still warten oder etwas später kommen sollen.

Jakob wird immer häufiger mir gegenüber aggressiv. Er versucht, mich mit einem Schlegel zu schlagen oder zieht an meinen Haaren. Um ihn möglichst nicht für sein Verhalten zu bestrafen, zeige ich ihm zunächst nur, daß mir das weh tut, worauf er aufhört und mich erschrocken ansieht. Später beginne ich sein Verhalten zu deuten, etwa: "Du möchtest auch einmal der Mächtige sein". In der Supervision wird mir vorgeschlagen, ihm bei Aggressionen eine Puppe zu geben, damit er diese symbolisch angreifen kann. Als ich das einmal versuche, gibt er mir die Puppe sofort zurück und sagt "ihr". Ich soll sie demnach behalten, verstehe ich daraus. Aus entwicklungspsychologischer Sicht deute ich die Aggressionen zunehmend als Zeichen seiner Ablösungsversuche von mir und als Wiederbelebung der kindlichen Ohnmacht gegenüber dem frühen Objekt, das im Sinne KLEINs zum Teil als ´böse´ und verfolgend erlebt wird (vgl. Kap. 2.2.1.). Dies wird im folgenden Beispiel deutlich.

In der 14. Sitzung entsteht zum Ende hin eine Szene, in der ein »wildes Tier« erscheint. Wir sitzen gemeinsam in der »Höhle«. Plötzlich schießt Jakob auf etwas, vielleicht auch auf mich, was nicht ganz klar wird, und fängt an zu knurren und zu brüllen wie ein Tier. Ich knurre mit und rufe: "Da ist ein wildes Tier!" Er ruft daraufhin immer wieder "nein, nein, nein", legt den Finger an den Mund, versucht, mich zu schlagen und sagt "mir, mir". Meint er damit, daß er selbst das Tier ist, oder erschießt er es oder mich? Will er mit seinem "nein, mir" sagen, daß ich nicht gleich deuten und lieber nonverbal in seiner Sprache bleiben soll? Es ist zumindest etwas, das ihn sehr ängstigt und das er beseitigen möchte. In der übernächsten Sitzung entsteht zum Ende eine ähnliche Szene in der »Höhle«. Wieder fängt er an zu knurren und zu »schießen«, woraufhin ich einen *deutenden Spieleingriff* wage und das Tier nach draußen verlege, indem ich auf sein Knurren und Schießen hin aus der Höhle hinausschaue und sage: "Huch, da ist das böse Tier!" Wieder sagt er "nein" und kommt ängstlich zu mir.

Ich deute das »wilde Tier« im Nachhinein als einen nach außen projizierten aggressiven Selbstanteil, der sich gegen die verfolgende, *böse Brust* wendet, die große Ängste im kleinen Kind auslöst. Da ich inzwischen vermute, daß er auf mich seine Gefühle zur Mutter überträgt, richten sich seine infantilen destruktiven Empfindungen gegen mich als übermächtige Therapeutin.

In der 16. und 17. Stunde wird für mich das Bild des "Oberbefehlshabers" noch einmal ganz besonders deutlich, was ich daher ausführlicher beschreiben werde. Mehrmals spielt Jakob folgende Szene mit mir:

> Er fordert mich auf, mich auf den Tisch zu legen und still zu sein, legt sich den Finger auf den Mund und macht eine drohende Gebärde. Ich kann die Situation, unbeweglich und ausgeschlossen zu sein, nicht ertragen, sondern schaue mehrmals nach, was er macht. Daraufhin stürzt er auf mich zu und dreht mich auf dem Tisch so herum, daß ich gegen die Wand schaue. Außerdem verbindet er mir Augen und Ohren mit einem Schal. Ich sage noch schnell: "Ich muß ganz still sein!" Dann verbietet er mir auch das. Währenddessen räumt er im Zimmer mit den Stühlen herum oder erschreckt mich mit einem lauten Trommelschlag. Die Szene wiederholt sich noch mehrfach, meistens halte ich es nicht aus und sage etwas oder gucke. Daraufhin spielt er "Autofahren" mit mir, wobei er mich auf einem Stuhl hinter ihm sitzen läßt, während er vorne »lenkt«.

Bei dieser Szene kommt mir in der Stunde der Einfall, daß ich einen Teil seiner selbst symbolisiere und er mit mir ʿverfährtʾ wie andere mit ihm. Immer muß er von einer Therapie zur nächsten, und kurz vor der Musiktherapie kommt er gerade aus der Schule.

> Deshalb wehre ich mich stellvertretend: "Jetzt müssen wir schon wieder woanders hinfahren". Als er mich wieder auf den Tisch legt, springe ich auf und rufe: "Ich will aber nicht immer still sein müssen". Da kommt er lachend zu mir, als hätte ich ihn verstanden.

> Auch in der nächsten Sitzung wiederholt sich Ähnliches. Diesmal ist jedoch alles unzusammenhängender. Er schiebt mich in die Ecken des Raumes und bleibt nicht länger als 10 Sekunden bei einer Sache, bricht ab, wenn ich mitmache. Als ich mich wieder auf den Tisch legen soll und mich stellvertretend für ihn wehre, schlägt er mich kurz mit den Schlegeln und »bestraft« mich. Daraufhin frage ich ihn plötzlich: "Wer bin ich jetzt?" Zuerst sagt er "Mama", dann "nein" und "mir". Ich frage: "Ich bin Jakob?". Er antwortet: "nein, mir". Wer ist nun wer? Ich spüre, daß es um eine Übertragung geht, die ich jedoch noch nicht ver-

stehe. Zum Ende hin möchte er wieder ein Buch vorgelesen bekommen, er guckt in meine Tasche und findet keins. Mir fällt spontan das Märchen vom "Fischer un siner Fru" ein, das ich ihm erzähle. Dabei scheint er nicht ganz bei der Sache zu sein, und ich bleibe etwas hilflos und mit diffusen Schuldgefühlen zurück.

Dies sind zwei wichtige Stunden, weil sie mir in einem ausdrucksvollen *Handlungsdialog* Jakobs Allmachtsphantasien zeigen. Sie weisen auf die dahinterliegende Ohnmacht und Wut hin, die ich durch eine *komplementäre Identifizierung* erlebe. Ich habe das Gefühl, eine Einheit mit Jakob zu bilden. Er scheint einen Teil seines Selbst auf mich zu projizieren, mich aber gleichzeitig ausgrenzen zu wollen, was ich als eine *projektive Identifizierung* deute. Entwicklungspsychologisch stammt eine solche Objektbeziehung aus der Zeit der Introjektbildung. Die Beziehung zu den *äußeren* und den entstehenden *inneren Objekten* ist ambivalent, sie sind `böse´ und `gut´ zugleich und mit libidinösen wie auch aggressiven Bestrebungen besetzt.

Wie eine unbewußte Lösungsgestalt fällt mir zum Ende der letzten Stunde ein Märchen ein, das von den Allmachtswünschen einer Fischersfrau handelt, die aber dafür bestraft wird und wieder in ihren ursprünglichen Verhältnissen landet. Es ist, als habe ich Jakob unbewußt damit sagen wollen, daß seine Macht über mich ihre Grenzen hat und vielleicht Strafen nach sich ziehen könnte, die einem die Macht wieder nehmen. Als ich die Bedrohlichkeit des Märchens spüre, bekomme ich Schuldgefühle. Hinterher wird mir klar, daß wir in einem *Handlungsdialog* einen Machtkampf ausfochten und ich *mitagierte*. Anhand der Symbolik des Märchen möchte ich ihn unbewußt bestrafen für sein Autonomiebestreben und seine Versuche, mich zu *zerstören*. In dem Hin und Her unserer beiden Methoden wurde sein Wunsch, mich ganz zu kontrollieren, immer drastischer. Ich aber handelte wie eine Mutter, die bereits Grenzen setzt und sich nicht funktionalisieren lassen möchte, wie sie es für den Säugling vielleicht noch getan hat.

Erst die Nachbereitung und Supervision zeigen, daß Jakob das Geschehen in der Übertragungsbeziehung anders erleben könnte, wenn ich die Szenen der Ausgrenzung aushielte, bis er mich wieder zu sich holt. Dadurch könnte Jakob erleben, daß er das *Objekt zerstören und wiederbeleben* kann, ohne daß dieses sich rächt. Dies gibt eine Wendung in der Behandlung, was dann in der 18. Sitzung zu einem *Anders-Werden* führt (vgl. Kap. 3.4.1.).

3.3.3. Die Auseinandersetzung mit dem "Dritten" in der Behandlung

Das *Dritte* in dem Behandlungsdreieck ist in unserem Fall die Beziehung zur Mutter und zur Institution Musikschule, die im folgenden für diese Phase reflektiert werden soll. Mit dem Vater habe ich während der ganzen Behandlung keinen Kontakt, außer in einem kurzen Gespräch, als er Jakob einmal nach der Stunde abholen kommt. Daß ich darüber hinaus auch nichts über ihn weiß oder erfrage, z.B. seinen Beruf oder Ähnliches, ist sicherlich ein Defizit. Er scheint tagsüber, wie viele Väter, außer Haus zu sein und ist auch nie bei den Gesprächen anwesend. Das bedeutet, daß die Mutter für mich die einzige Ansprechpartnerin bleibt.

In unseren Gesprächen geht es immer wieder darum, daß ich in der Musiktherapie mit Jakob keine vorgegebene Richtung verfolgen möchte, sondern ihn frei spielen lasse, ohne Anweisungen. Ich erkläre ihr, daß ich jeweils von dem ausgehe, was er mit mir in den Stunden herstellt. Darauf reagiert sie jedoch sehr interessiert und aufgeschlossen. Ich erzähle ihr auf Nachfragen, daß wir viele Rollenspiele machen. Um Jakobs Schonraum der Therapie zu schützen, komme ich an dieser Stelle in einen Konflikt, nicht zu viel zu verraten. Aus dem gleichen Grund bitte ich sie, in Zukunft Jakob nicht nach der Stunde zu fragen, was er denn bei mir gemacht habe.

In dieser Zeit spreche ich mit der Mutter auch über ihr Verhältnis zu Jakob und ihre Schuldgefühle, immer noch nicht genügend getan zu haben. Ich empfehle ihr das Buch "Namenlos" von NIEDECKEN (1989), von dem sie schon gehört hat und versuche vorsichtig mit ihr über meinen Eindruck zu sprechen, daß Jakob in vielem überfordert scheint, weil er praktisch von Geburt an ständig etwas leisten und lernen mußte. Wir überlegen gemeinsam, wo die Anforderungen im Schulalltag vielleicht zu reduzieren sein könnten. Das scheint jedoch schwierig zu sein, weil er in eine Ganztagsschule geht, von der die Mutter ihn nicht früher abholen darf, um ihn z.B. zu Hause mehr spielen zu lassen.

Gleichzeitig muß ich meine eigenen Schuldzuweisungen an sie überprüfen, von denen ich mich nicht immer frei machen kann. Ihre Worte, es wäre leichter, wenn sie als Eltern wüßten, was Jakob wirklich hat, ihr Bemühen, seine Behinderung als von der Geburt an zu diagnostizieren, interpretiere ich dahin, daß die Behinderung Jakobs eine unbewußte Funktion für die Familie hat, die festgeschrieben werden soll. Es erfordert jedoch viel Vorsicht, solche Themen anzusprechen, um ihre eigenen Schuldgefühle nicht zu forcieren. Ich muß aufpassen, nicht mich zu der ʽgutenʼ und sie zu der ʽbösenʼ Mutter zu machen und mich innerlich mit Jakob gegen sie zu verbünden.

Da mir das nicht immer gelingt, agiere ich auch gesellschaftliche Schuldzuweisungen an die Mutter aus, die dadurch gezwungen wird, ihre eigenen aggressiven Gefühle zu unterdrücken. NIEDECKEN schreibt, daß auch die Mutter die Möglichkeit haben muß, ihre Aggressionen und Wut über die Kränkung, ein behindertes Kind zu haben, ausdrücken muß damit sich das Kind mit ihr identifizieren und die eigene Aggression meistern kann (1989, 71). Tut sie das nicht, oder darf sie das aufgrund gesellschaftlicher Zwänge nicht, spürt das Kind nur eine latente Bedrohung, die es nicht verstehen oder ertragen kann. Auch Jakob spürt diese Bedrohung, was sich in seiner *Lebensmethode*, Nähe und *Einwirkung* zu verhindern, ausdrückt.

Bezüglich meines Verhältnisses zur Institution der Musikschule spüre ich deren Einfluß, wenn ich manchmal erschrocken denke: "Wenn jetzt jemand hereinkäme!" Darin zeigt sich, daß der Auftrag der Musikschule, mit einem behinderten Kind zu arbeiten, das im Fach Klavier angemeldet wurde, in der Behandlung doch eine Rolle spielt. Es ist, als hätte ich nun zu verantworten, daß wir nicht produktorientiert am Klavier sitzen, sondern manchmal unter dem Tisch und mit allen Medien des Raumes spielen. Darin macht sich eine latente Bedrohung unseres Raumes von außen bemerkbar, welche noch häufiger auftauchen und sich zuspitzen wird. Ich projiziere aber auch meine eigene Frage nach dem Sinn unseres Tuns auf die Institution, mit der ich mich auseinandersetzen muß. Außerdem stellt sich mir die Frage, ob ich mit Jakob überhaupt eine Musiktherapie mache, wenn er gar nicht oder nur wenig Musik mit mir macht. Dieser Frage soll im nächsten Abschnitt nachgegangen werden.

3.3.4. Der Zugang zur Musik

Jakob gleicht einem Typus, dem TÜPKER in einer Typisierung musikalischer Zugangsweisen in der Musiktherapie den Satz "Die

Eins teilen und Innewohnendes befreien" (1988, 203) gegenübergestellt. Nach meinem Eindruck kann er zunächst wenig mit den Instrumenten anfangen. Sein Spiel ähnelt motorischen Attacken, am häufigsten schlägt er mehrmals kurz und heftig mit den Schlegeln oder der ganzen Hand auf die Trommel oder das Becken, dann hört er auch schon wieder auf, ohne daß etwas weiterklingt oder er zu anderen Instrumenten wechselt. Meistens spiele ich noch ein bißchen weiter, um das Gewesene weiterzutragen, doch dann winkt er ab und will, daß auch ich aufhöre. Es bleibt nichts zurück. Improvisation, Dialogisches, Melodiöses kommt nicht zustande, oder nur ganz rudimentär, in kleinen Frage-Antwort-Bildungen, die dann wie ein Hoffnungsschimmer wirken. Die Beweglichkeit der Musik, in Klang, Rhythmus oder in der Melodie, kann er sich nicht *aneignen*. Ansonsten läßt er sich auch nicht von meinem Spiel ergreifen, sondern verbietet mir oft gerade das Musikmachen. Meine gesungenen Kommentare sind meistens das Einzige, was bleiben und Musik ins Spiel bringen darf. Dagegen setzt sich manchmal ein harter Rhythmus durch, den wir eine kleine Weile durchhalten, der sich aber weder verändert noch weiter *umbildet*. Dazwischen gibt es nichts, keine Differenzierung und Regulierung, auch keinen richtigen Schluß, weil er unversehens abbricht, ohne Nachklingen. Hier sind wir für kurze Zeit in einer Totale, die nichts Zweites zuläßt, alles ist eins und wird nicht mehr verändert.

Ich empfinde bei ihm einen Mangel, sich von anderem berühren und Seelisches in anderem weiterleben zu lassen. Dies drückt sich ebenso in seiner Sprachstörung aus. Auch durch sie fehlt ihm eine Möglichkeit, seelische Inhalte in Symbolen zu transportieren und zu übermitteln. Andererseits kann er in den Spielen die Dinge seiner Umgebung `beseelen´ und mir darin etwas über sich `erzählen´. Etwas daran bewirkt bei mir, die Musik weniger wichtig zu nehmen, so mache ich beispielsweise zunächst auch keine Aufnahmen. Erst in der nächsten Phase beginne ich, ein Aufnahmegerät mitzubringen. Ich frage mich, welchen Stellenwert die Musik in dieser Behandlung einnimmt und ob ich überhaupt von einer Musiktherapie sprechen kann.

Im Nachhinein stelle ich fest, daß sich durch das Angebot, gemeinsam Musik zu machen, der offene Raum herstellte, in dem sich unsere Beziehung entwickeln konnte. Mit musikalischen Mitteln biete ich ihm immer wieder an, "Innewohnendes zu befreien" und zu verwandeln. Dies geschieht zunächst in kleinen Abstufungen von laut und leise, hell und dunkel, die Jakob manchmal selbst umzusetzen beginnt, beispielsweise in der Geschichte von der Entstehung der Welt. Oder ich erfinde Lieder, die Jakobs Aktionen kommentieren. In dem Lotosflöten-Dialog konnte Jakob sich als handelnd und bestimmend erleben. Die Musik ist somit ein Teil des *intermediären Raumes*, der zwischen uns entsteht und in dem sich Eigenheit und Kreativität entwickeln. In diesen Raum gehören auch die Rollenspiele, in denen sich Jakobs Alltagswelt und die *Interaktionserfahrungen* der frühen Objektbeziehungen wiederspiegeln.

Es ist daher eine Musik- und Spieltherapie zugleich, was auch MAHNS für Kindermusiktherapien als grundlegend formuliert hat: "Es geht in der Musiktherapie mit Kindern nicht um den "gezielten Einsatz von Musik"... Es geht vielmehr um die Bereitstellung eines Feldes für symbolische Handlungen, in dem starre Grenzen wieder zu fließenden werden können. Nach meiner Erfahrung ist außerdem, zumindest bei Kindern, die Einengung auf einen einzigen Symbolausdruck (z.B. auf musikalische Improvisation) nur in begrenztem Rahmen wirkungsvoll." (1990, 337).

Ein weiterer Aspekt für den Stellenwert der Musik in dieser Behandlung ist mein persönliches Verhältnis zur Musik. Da ich Musikerin und werdende Musiktherapeutin bin, stehen mir unterschiedliche Möglichkeiten zur Verfügung, das seelische Geschehen mit musikalischen Mitteln zu behandeln. Diese stelle ich in der Therapie zur Verfügung. Aus Jakobs Zugang zur Musik ergibt sich jedoch folgende Problematik: Er scheint Begegnungen zu vermeiden, die ihn mit pädagogischen Ansprüchen unter Druck setzen und überfordern. Ich muß deshalb meinen Anspruch, in der Musiktherapie müsse gemeinsam Musik gemacht und improvisiert werden, revidieren. So bekommen meine musikalischen Antworten auf seine Aktionen zunehmend die Funktion, ihm mein Zuhören und Verstehenwollen zu zeigen und werden zum Angebot, verschiedene Formen des *miteinander-Anwesendseins* auszuprobieren. Dieses Angebot kann er wahrnehmen oder auch vermeiden, während es mir, auf meiner Suche ihn zu verstehen, ein Ausdrucksmedium bietet.

3.3.5. Der Behandlungsauftrag - zweite Version

In dieser Musiktherapie ist das Spielen selbst zum *Behandlungsauftrag* geworden. Nach WINNICOTT ist bei Kindern "Spielen an sich schon Therapie" (1993a, 63). Das Kind müsse dabei nachhaltig in Verwunderung geraten und dazu befähigt werden, spontan und unangepaßt zu spielen (ebd.). Jakob spielt auch zu Hause und in der Schule nach Angaben der Mutter sehr viel. In den Stunden bei mir entsteht jedoch ein *Spielraum,* in dem er unter günstigeren Voraussetzungen spielen kann als in der Schule oder mit seinem jüngeren, aber überlegenen Bruder. Durch die Übersetzungen in Sprache, Musik und in die Deutungen können Wiederholungen in neue Fassungen gebracht werden. Bezeichnenderweise wiederholt Jakob ein und dasselbe Spiel oder Verhalten so lange, bis ich mehr davon verstehe und verbal oder spielend deute.

Dabei zeigten sich in unseren gemeinsamen *Szenen* Wünsche nach Einswerdung, Wärme und Geborgenheit, aber auch nach Ablösung und Autonomie. Ein erweiterter Auftrag wird nun, daß Jakob diese Wünsche zeigen kann, ohne daß ich ihn unbewußt dafür bestrafe. Er muß mich *zerstören* und *wiederbeleben* können, was bedeutet, daß ich in solchen Momenten meine einfühlende Haltung ihm gegenüber nicht ändere. Dies auszuhalten fällt mir auch in Zukunft schwer. Darüberhinaus sollte er die Beziehung zu mir selbständig aufnehmen und abbrechen können, ohne daß ich immer von mir aus den Kontakt herstelle.

Außerdem müssen wir eine Schlußbildung finden, um den Schonraum der Therapie besser zu schützen. Bisher ist unser Schluß wie ein Einbruch der Außenwelt, ohne vermittelnden Übergang. Es wirkt beliebig, wie ein Herausgerissen werden von einer Bezugsperson zur nächsten, wenn Jakob, vom Stundenende überrascht, hinaushastet. Ich versuchte es mit einem Abschluß-Lied, doch oft sind wir gerade zum Ende der Stunde in einem bedeutsamen Spiel, das sich bis zum Ende und über es hinaus ausdehnt. In der Supervision erhalte ich die Idee, fünf Minuten vor Schluß auffällig auf die Uhr zu schauen und anzudeuten, wieviel Zeit wir noch haben.

3.4. Die Beziehung wird geprüft (18. - 35. Stunde)

Im folgenden Behandlungabschnitt zentriert sich das *AndersWerden,* aber es kommt auch zu Wiederholungen und Stillstand. Es ist, als müsse das Seelische von Jakob die Stabilität unserer Beziehung überprüfen, um Veränderungen zu wagen.

3.4.1. Anders-Werden (18. Stunde)

Anders-Werden ereignete sich bereits in der Zunahme der Rollenspiele, die einen ersten Wendepunkt nach der Anfangsphase einleiteten. In der 18. Stunde empfinde ich einen ʼinneren Ruckʼ und eine veränderte Atmosphäre in unserer Interaktion.

Anstatt ständig Jakobs Aktivitäten zu beantworten und den Kontakt immer von mir aus anzubieten, verändere ich in der 18. Stunde meine *Methode* und halte eine größere Distanz zu ihm. In meinem Empfinden ist dies eine ganz besondere Stunde. Wir spielen zum ersten Mal längere Zeit ein Duett auf Trommel und Becken, bei dem er nicht gleich abbricht. Mir fällt auf, daß es zwei gleich laute Instrumente sind, es gibt kein oben und unten, besser oder schlechter. Wichtig ist, daß ich diesmal beim Spielen gar nicht zu ihm blicke und selbst wie versunken vor mich hin spiele.

Ich habe dabei das Gefühl von gegenseitiger Akzeptanz und Unabhängigkeit, in der jeder für sich selbst sorgen kann. Damit hat er mir etwas Wichtiges über sich erzählt.

In der gleichen Stunde setzt er mich wieder auf einen Stuhl in der Ecke, und ich bleibe diesmal ganz still, woraufhin er zufrieden lächelnd für sich herumspielt, bis er mich wieder zu sich holt. Am Ende wird er müde, gähnt und geht zu der Tasche. Ich habe diesmal an ein Märchenbuch gedacht. Er wählt ”Aschenputtel” aus, das ich vorzulesen beginne. Nach einer Weile ist vor der Tür wieder der Bruder zu hören, die Zeit ist aber noch nicht um. Da geht Jakob zur Tür und macht seinem Bruder mit Lauten und Gesten klar, daß sie noch warten müssen. Dann kehrt er zu mir zurück, um das Märchen zu Ende zu hören, verabschiedet sich winkend und geht hinaus.

Diesmal bricht er nicht verstört die Stunde ab, wie in der 14. Sitzung. Mit dieser Abschiedsszene hat Jakob bereits etwas *bewerkstelligt*. Die Therapie ist zu seinem Freiraum geworden und bei seinem Bruder setzt er sein Eigenes durch. In dieser Stunde ist eigentlich nicht viel passiert, sie ist aber wie eine Insel der Hoffnung, daß es Entwicklung gibt und etwas sich bewegen kann in der Therapie. In meinem eigenen Erleben ist plötzlich etwas *anders geworden*, weil ich mich nicht ausgeschlossen und funktionalisiert fühle, während ich bei mir selbst bleibe und auf mein eigenes Wohlergehen achte. Dadurch kann auch Jakob seinen Freiraum nutzen und setzt bei seinem Bruder seine Eigenständigkeit durch. Hier habe ich ihm in unserem *Handlungsdialog* eine Deutung gegeben, mit der sich Jakob identifizieren kann. Nach LACHAUER sind solche nonverbalen Deutungen oftmals wirksamer als verbale (1990, 1086). Für ein solches *Anders-Werden* hat es schon früher Anzeichen gegeben. Im Nachhinein entdecke ich es schon in der ersten Stunde. Dort begann Jakob erst frei zu spielen, als ich Distanz wahrte, ohne mich ihm aufzudrängen.

3.4.2. Die Spiele - Kleinteile gehören auch zum Ganzen

Der folgende Behandlungsabschnitt nach den Weihnachtsferien 1993 hat eine paradoxe Bewegung in sich. Einerseits kommen neue kleine Entwicklungen in Gang, gleichzeitig habe ich das Gefühl, es geht nicht so richtig weiter. Langeweile und Unzufriedenheit, die vorherrschende Gegenübertragungsgefühle waren, stellen sich auch jetzt wieder beim Schreiben ein. Die Vorstellung, daß kleine Schritte dazugehören und Seelisches sich damit *ausrüsten* kann, um "Innewohnendes zu befreien" (TÜPKER 1988, 203), hilft mir weiter. Vieles wird von Jakob noch einmal durchgearbeitet. Es gibt ähnliche Spiele, die detaillierter werden.

Anders-Werden zeigt sich daran, daß er häufig schon viel länger an einer Sache dranbleiben kann und daß er die Stunden in einer Dreiteilung strukturiert. Gleichzeitig verändert sich etwas in meiner Haltung. Auch ich werde strukturierter, setze mehr Grenzen. Es ist, als fordere mich Jakob jetzt als Mutterfigur heraus, als Gegenüber, im Sinne einer reiferen Objektbeziehung. Entwicklungspsychologisch betrachtet, erfährt damit unsere Beziehung eine Desillusionierung. Hat er vorher seine Allmachtswünsche mit mir wiederbeleben können, so wird diese Allmacht nun Schritt für Schritt begrenzt und in Frage gestellt. Dies ist nach WINNICOTT ein wichtiger Schritt in der Entwicklung des *intermediären Raumes* zwischen Mutter und Kind, der sich hier in der Übertragung wiederholen läßt (vgl. BLOTHNER 1988, 90).

Woher kommt jedoch meine häufige Grundstimmung von Zähigkeit und Sinnlosigkeit? Die Analyse meiner Gegenübertragungsgefühle und die Auseinandersetzung mit der Mutter zeigen, daß ich immer wieder unter dem Druck der alles fressenden Frage stehe: Wann verändert sich endlich etwas, und wann wird er zu sprechen beginnen? Diese Problematik soll im darauffolgenden Abschnitt näher beleuchtet werden (vgl. Kap. 3.4.3.).

In der 19. Stunde spielen wir das Märchen von "Hänsel und Gretel": Zwei Kinder werden von den Eltern ausgesetzt, das eine wird eingesperrt und wieder befreit, zum Schluß das Böse besiegt. Zuerst lese ich es vor, singe dann das Lied von "Hänsel und Gretel". Dann spielen wir es, wobei ich die Hexe sein soll. Jakob sperrt mich begeistert in den "Ofen", befreit mich aber irgendwann lachend wieder. Dann bin ich Hänsel, der den Finger rausstrecken soll und von ihm als Gretel befreit wird. Dies wiederholen wir mehrfach.

Ich schlage dieses Märchen vor, um die Macht- und Ohnmachtsthematik der letzten Phase auf ein weiteres Bild zu bringen. Neu ist, daß Jakob mich nun wegsperrt, aber auch wieder befreit. In diesem Wechsel ist etwas *anders geworden*. Symbolisch kann er die Ablösung von dem `bösen´ *Objekt* probehandelnd ausspielen.

In der 21. Sitzung spielen wir wieder Rollenspiele unter Jakobs Regie. Sie finden ausschließlich in der Höhle statt, die er diesmal nur über einen kleinen Tisch baut, so daß ich nicht mit hineinpasse. Er macht sein »Haus« ganz dicht, wobei ich noch ein Brett oben drauflegen soll. Dort klettert er hinein, und ich soll mich schützend darumherumlegen. Er spielt nun wiederholt »Schlafen«, »Aufwachen«, »Essen-Kaufen und -Bezahlen«, »Essen« und wieder «Schlafen«. Dann plötzlich geschieht etwas Neues. Er hat lauter »Eßwaren« im »Haus« versteckt, die er mir nach draußen gibt und die ich »bezahle« und »esse«. Dann holt er sich »Nachschub« an verschiedenen Pulten im Raum und steckt sie in sein »Haus«.

Hier hat er etwas Eigenes und kann es mit mir austauschen. Essen und Versorgen, die Befriedigung oraler Bedürfnisse im Schutzraum der »Höhle/Mutter« werden im Spiel ausgedrückt.

In dieser Phase bringe ich ein Aufnahmegerät mit. Ich nehme viele Lautdialoge auf, neben kurzen musikalische Sequenzen und später auch ganzen Sitzungen. Leider gibt es oftmals immer dann ein technisches Problem, wenn er den Wunsch hat aufzunehmen oder wenn gerade etwas Bedeutsames passiert. Es ist, als sollte es keinen Bestand haben, was er von sich gibt.

Er hat die Idee, ganz allein in der Höhle zu sitzen und drinnen mit dem Mikrophon aufzunehmen, das ich ihm hereinreichen soll. Leider klappt es wegen eines technischen Problems nicht. Daher treffen wir für die nächste Stunde zum ersten Mal eine Abmachung, wobei ich ihm verspreche, dann ein besseres Gerät dabei zu haben, mit dem er sich aufnehmen kann. In der nächsten Stunde kommt die Aufnahme in der »Höhle« zustande. Er sagt "Mama, Mama, Mama, Mama" in das Mikrophon, reicht es mir nach draußen und will sich sofort hören. Als ich etwas antworte, wird er unwillig, als solle nichts hinzugefügt werden. In der nächsten Stunde nehmen wir einen Dialog mit den Worten "ja", "nei" und "Mama, Mama" auf. Sein Interesse am Aufnahmegerät erlischt aber schnell wieder, und er sagt "aus".

Ich deute seinen Wunsch, in der »Höhle« aufzunehmen, dahingehend, daß Sprechen etwas für ihn ist, was heimlich und unbeobachtet bleiben und nicht bewertet werden soll. Insgesamt verstärkt sich jedoch mein Eindruck, daß Jakob mehr lautiert und spricht als früher. Das mag auch daran liegen, daß ich mehr verstehe, neue Worte, Laute und deren Bedeutung erkenne. Er sagt "Ihr" (Du), "Mir" (Ich), "Ihr au" (Du auch) "nein", "ja", "Mimi" (?), "Mama", "hier", "aus" "häh" und "hei". Wenn ich seine Wörter nachmache oder spielend verändere, verbietet er mir das oft. Es ist, als spüre er, daß ich gerne möchte, daß er mehr spricht. Ich aber soll ihn auch ohne Worte verstehen.

Einen schönen Dialog gibt es am Ende der 22. Stunde. Als ich sage, daß er nächstes Mal ja wiederkommen wird, sagt er "mir" und "ihr" und zeigt auf uns beide.

Manche Spiele, wie das »Schule-Spiel« wiederholt er. Er deutet auf Dinge, die ich benennen soll. Wenn ich absichtlich etwas falsch sage, bekomme ich abgebremste symbolische Schläge. Andere Spiele werden detaillierter. Zum Beispiel das »Pizza-Bakken«. Hierfür baut er erst einen »Ofen« hinter dem Klavier, zeigt genaue Details und sagt dabei "hier", dreht an »Knöpfen», macht die »Klappe« auf, zeigt den »Wasserhahn» zum »Abspülen«. Den »Belag« legen wir abwechselnd auf die »Pizza«, während ich ihn benennen soll und er "ja" sagt. Danach soll ich eine »Pizza« für ihn backen.

Inzwischen spielen wir immer mehrmals das gleiche Spiel mit vertauschten Rollen. Häufig spüre ich Langeweile und Unlust in mir, die ich nur schwer ertragen kann und zu verstehen suche.

Wenn ich abwartend seinen Aktionen zuschaue, bei denen er mich nicht dazu holt, spiele oder singe ich, was ich gerade bei ihm beobachte oder an Gefühlen mitempfinde. In der 23. Stunde verschwindet er immer wieder in der »Höhle«, woraufhin ich sehr sanfte, verschwimmende Klänge am Klavier spiele. Er hört es sich eine kurze Weile an, kommt dann aber wie erschrocken zu mir und schließt das Klavier.

Ich frage mich: Hat ihn das zu sehr berührt und kommt es ihm zu nahe? Wenn ich seine unruhigen Aktionen mit lauten Klängen begleite, erträgt er es auch nicht lange.

Einmal glückt jedoch eine neue Version am Klavier, als ich sein eigenes lautes Spiel als »Donner« benenne. Bei der Frage, wie denn der Regen klinge, spielt er kleine Glissandi.

Durch die bildhafte Benennung seines immer gleichen Spiels kommt etwas ´Zweites´ hinzu, das sein Spielen am Klavier zum ersten Mal verändert und differenziert.

Ich setze ihm immer häufiger Grenzen. Als er wieder einmal an dem Overhead-Projektor herumspielt und ich ihn mehrmals auffordere, dies nicht zu tun, da ich Angst hätte, das fremde Schulgerät könnte beschädigt werden, spielt er trotzdem weiter damit. Daraufhin setze ich mich ans Klavier und singe, daß mir das nicht gefällt, er aber seine Grenzen bei mir testen müsse. Daraufhin hört er auf, setzt sich zu mir auf den Schoß und spielt mit auf dem Klavier. Dies ist neu, weil er mir sonst immer verbot zu spielen. In der gleichen Sitzung verläßt er zum ersten Mal den Raum, geht durch die ganze Etage der Musikschule und haut mit den Schlegeln auf Türen und Wände. Damit überschreitet er wieder eine Grenze und ich hole ihn nach einer Runde zurück.

Jakobs Aktionsraum erweitert sich zunehmend, und er testet die Grenzen aus, die ich ihm dabei setze. An dieser Stelle komme ich in einen methodischen Konflikt. Nach KLEIN sollte die Haltung der TherapeutIn frei von pädagogischen Einflüssen sein, um dem Seelischen des Kindes zu erlauben, sich vollständig zu zeigen (1991, 21). Inzwischen testet Jakob jedoch Grenzen aus, die das Setting, die Begrenzung des Raumes oder der Zeit, also die Erfahrung der Realität betreffen. Sein Auftrag: "Bring mir nichts bei und laß mich mal machen" kann deshalb nicht heißen, daß er alles machen darf, was er will. Dies entspricht eher der Auffassung von A.FREUD. Nach ihr vereinigt die KindertherapeutIn widersprechende Aufgaben in einer Person. Da die Über-Ich-Entwicklung des Kindes noch nicht ausreichend abgeschlossen sei, müsse sie "analysieren und erziehen, d.h. in einem Atem erlauben und verbieten, lösen und wieder binden" (1989, 80), im Sinne einer stellvertretenden Mutterfigur. In der beschriebenen Phase der Behandlung bin ich noch unsicher, wieviel ich erzieherisch eingreifen soll. Erst durch die Auseinandersetzung mit den genannten frühen Kinderanalytikerinnen und durch die Supervision komme ich zu einer eigenen Position (vgl. Kap. 3.4.5.). Der innere Konflikt, wieviel Grenzen ich als Therapeutin setzen muß, zeigt sich auch im weiteren Verlauf dieser Phase, wie der nächste Abschnitt deutlich machen wird.

3.4.3. Der gefährdete Spielraum

In der 23. Sitzung spitzt sich etwas zu, was ich die ganze Zeit über als Belastung spürte. Obwohl ich der Mutter in dem letzten Gespräch gesagt hatte, sie solle Jakobs Schonraum der Therapie wahren und ihn hinterher nicht fragen, was er bei mir gemacht hat, kommt sie diesmal fünf Minuten zu früh mitsamt dem kleinen Bruder in den Raum. Jakob, dem ich gerade erklärt habe, daß wir jetzt noch fünf Minuten Zeit haben, hält den Beiden seine fünf Finger hoch, was ich ihnen übersetze. Daraufhin will die Mutter "noch ein bißchen zuhören". Meine erste Reaktion ist, ihr zu sagen, daß ich das nicht gerne möchte. Trotzdem fühle ich mich gezwungen, ihr zu erzählen, was wir gerade gemacht haben. Auch fragt sie, ob Jakob "gut mitmacht". Alles sträubt sich in mir dagegen, weil es in diesem Rahmen nicht um die Bewertung seines Tuns geht. Trotzdem bejahe ich ihre Frage und erzähle von einer Szene aus dieser Stunde, in der Jakob mir eine Geschichte beim Doktor vorspielte, der ihm das Bein verarztet. Die Mutter sagt erstaunt, daß das wirklich vor zwei Jahren passiert sei, wie er mir durch zwei Finger klargemacht hatte. Jakob zeigt deutlich, daß er sich massiv verletzt fühlt. Er zeigt plötzlich kleinkindhaftes Verhalten und möchte, daß ich ihm die Schuhe zubinde. Zusammen mit seinem Bruder schlägt er laut auf die Tommel und weint. Ich habe große Schuldgefühle hinterher und nehme mir vor, mich bei ihm zu entschuldigen, daß ich der Mutter von unseren Spielen erzählt und seinen Schonraum nicht gewahrt habe. Auch werde ich der Mutter sagen, daß sie erst nach der vereinbarten Zeit auftauchen und auch nicht vor der Tür warten soll.

Was ist da geschehen? Zunächst war in der gleichen Stunde viel Nähe entstanden.

> Jakob legt sich in der Höhle auf meine Beine, zieht uns vorher die Schuhe aus. Nun habe ich seine Füße fast in meinem Gesicht. Dies ist mir unangenehm, aber ich lasse es trotzdem zu und ziehe keine Grenze. Danach sabbert er mit seiner Spucke die Schlegel ein und putzt damit seine Schuhe. Auch das weckt unangenehme Gefühle in mir, ich schaue aber nur angeekelt zu und sage dann, er solle aufhören.

Ich lehne sein Verhalten ab und versuche es gleichzeitig zu verbergen, was Jakob sicherlich spürt. Diesen Ambivalenzkonflikt werde ich später noch in anderer Richtung deuten. Bezogen auf den Verrat seines Schutzraumes an die Mutter, scheine ich diese Szenen des Grenzen-Testens und -Verletzens unbewußt an ihm zu wiederholen.

Ein Zweites spielt eine Rolle. Die Nachfrage der Mutter weckt in mir starken Leistungsdruck. Ich frage mich zweifelnd, was der Sinn dieser Behandlung ist. Als komme da nichts zustande, weil wir ja ´nur´ spielen, ich keine gezielte Struktur anbiete und er immer noch nicht spricht. Die obige Szene ist damit eine dramatische Zuspitzung des drohenden Urteils der Sinnlosigkeit, das ich zu Anfang der Behandlung bereits häufiger spürte. Gleichzeitig agiere ich in unserem *Handlungsdialog* einen Erwartungsdruck aus, unter dem Jakob schon sein Leben lang steht. Aufgrund seiner leichten Behinderungen und der lebenslänglichen Förderung konnte er nie genügend erleben, so angenommen zu sein, wie er ist. Dadurch ist sein *Spielraum* gefährdet gewesen und wird nun wieder bedroht und nicht von mir geschützt.

Schon häufiger hatte die Mutter ihn selbst abgeholt und gefragt, was wir denn gemacht hätten. Ihr deutlich zu machen, daß dies nun Jakobs eigener Raum ist, in dem es nicht um bestimmte Leistungen oder vorzeigbar Gelerntes geht, wird nun noch einmal ein wichtiges Anliegen von mir. Durch die Supervision bekomme ich den Rat, mich bei Jakob zu entschuldigen. Er zeigt dabei keine bestimmte Reaktion. Erst einige Stunden später kommt es zu einer veränderten, befreiteren Stimmung zwischen uns, was für mich darauf hinweist, daß etwas gelöst wurde (vgl. Kap. 3.4.6.).

3.4.4. Der Test der Welt bis an die Grenzen des Erträglichen

Dieser Satz aus einer Supervisionsstunde prägt das Verstehen der Stunden bis zu den Sommerferien. Es kommt zu einer Krise in der Behandlung, in der ich fast aufgeben möchte, was ich mit Hilfe eines Verstehensprozesses aber doch nicht tue. In unserer Beziehung spitzt sich etwas zu und extremisiert sich, was sich schon in den letzten beiden Abschnitten andeutete. Vorherrschende Gegenübertragungsgefühle sind in dieser Zeit starke Gefühle von Lähmung und Langeweile, daneben von Ärger und Wut und auch Traurigkeit. Immer noch habe ich das Gefühl, Jakobs Schonraum verletzt zu

Fallstudie / Anders-Werden 167

haben, und daß er nun die Beziehung bis an die Grenzen des Erträglichen testet. Er spielt nur laut und kurz, tut sich öfter als bisher weh, wirft Instrumente um, bricht ständig ab oder macht alles mit unkontrollierter Kraft. Oft wirkt er verstört und chaotisch. Sein Methodisch-Werden der Anfangszeit wiederholt er noch einmal in extremisierter Form.

In der 28. Sitzung trommelt er mit Klanghölzern an den Metalltischbeinen der »Höhle«, ich spiele mit Rasseln dazu. Als ich ihn frage, ob er auch die Klanghölzer aneinanderschlagen könne, wirft er sie buchstäblich zum »Fenster« der »Höhle« hinaus und krabbelt auch nach draußen. Diesmal verstehe ich schneller und sage: "Du willst nicht, daß ich dir etwas beibringe", woraufhin er mich nur anschaut und etwas anderes macht. Er ist im Ganzen sehr unruhig heute, und es kommen keine gemeinsamen Spiele zustande. Irgendwann spüre ich starke Müdigkeit und schlage vor, zusammen Trommel zu spielen. "Ihr au", sagt er, also trommeln wir kurz gemeinsam. Dann sagt er "Mir", macht eine Geste, daß ich aufhören soll und trommelt lieber allein. Ich gehe zum Klavier und versuche, ihn zu begleiten, woraufhin er an den Schrauben herumzudrehen beginnt und die Trommel umschmeißt. Dann kommen zwei Störungen durch den Musikschulleiter, der mir etwas sagen muß. Unterdessen geht Jakob zum Klavier und spielt darauf, was er noch nie von sich aus tat.

Ich habe nach dieser Stunde das Gefühl, weitermachen und ertragen zu müssen, ohne zu verstehen, wohin die Behandlung uns gerade führt. Im Nachhinein erkenne ich: Es ist, als lege das Seelische eine Pause ein und müsse noch einmal von vorne anfangen, um die Verläßlichkeit unserer Beziehung neu zu prüfen und gleichzeitig Ablösung von mir zu erproben. Altes wird wiederholt, wie bruchstückhaft und beschädigt. Jedoch spielt Jakob alleine, wenn keiner ihn beobachtet.

Seit einiger Zeit beobachte ich, daß er die Spucke aus- und einzieht und damit herumschmiert. In der 32. Stunde schmiert er den ganzen Klavierbezug damit ein und versucht, auch mich zu beschmieren. Damit kommt noch etwas anderes ins Spiel. Ich zeige wieder nicht meine Grenzen, sondern stehe nur angeekelt da. Er wird in dieser Stunde immer chaotischer. Sein Blick wird unruhig und verstört, er jammert und sabbert und möchte wieder die Schuhe von mir angezogen bekommen, obwohl er das alleine kann.

Später deute ich das Herumschmieren als eine Fixierung oraler und analer Bedürfnisse, mit den eigenen Produkten herumzuspielen und zu schmieren. Hier agiere ich wie eine Mutter, die auf ihr Kind überfordert und widersprüchlich reagiert. In meiner Reaktion ist die unterdrückte Ablehnung spürbar. Ich versuche, ihn auszuhalten, ohne meine Gefühle zu verbalisieren. Jakob fühlt, daß etwas nicht in Ordnung ist und sein Verhalten abgelehnt wird. Gleichzeitig wird die Beziehung aufrechterhalten, als `sei nichts gewesen´.

In der 33. Stunde dreht und schraubt er nur an allem herum, wie der »rasende Forscher«, der nie zu Ende kommt. Als er sich an einem Ständer verletzt, obwohl ich ihn davor warnte, haut er den Ständer dafür, als sei der in magischer Weise dafür verantwortlich zu machen. Er macht alles mit großer Wucht, dann aber ist er wieder sehr genau und feinfühlig, wenn er das Kabel des Overhead-Projektors auseinanderknotet. Er stellt keinen Bezug zu mir her, läßt alles nur halb angefangen liegen.

In dieser Phase zweifle ich am Sinn der Behandlung und an meinen Möglichkeiten. Ich frage mich, ob nicht eine andere Therapieform, z.B. eine Familientherapie, bei Jakob sinnvoller wäre. Darin steckt der unbewußte Wunsch, die Verantwortung für Jakob zu delegieren und die Schuld für die auftauchende Problematik auf das Umfeld der Familie abzuschieben. In der Supervision kommt mein Verstehensprozeß wieder einen entscheidenden Schritt weiter und führt zu einer erneuten Ausdeutung des *Behandlungsauftrages.*

3.4.5. Der Behandlungsauftrag - dritte Version

In dieser Phase zeigen sich Jakobs *Leiden-Können* und seine *Lebensmethode* noch einmal ganz deutlich. Daß Jakob in den beschriebenen Szenen viele Dinge mit mir wiederholt, die sich schon früher zeigten, sich zwischenzeitlich verändert hatten und nun wieder auftauchen, ist ein Hinweis darauf, daß sie noch nicht verstanden und gedeutet worden sind.

Vordringliches Gegenübertragungsgefühl dieser Zeit ist das Empfinden von Sinnlosigkeit und Scheitern, das ich häufig zuerst in einer starken Müdigkeit und Lähmung spüre. RACKER weist darauf hin, daß Gefühle von Müdigkeit und Langeweile der TherapeutIn dadurch enstünden, daß der Patient sich gefühlsmäßig von ihr abwende und trotzdem da bleibe (1993, 199). Auch Jakob gibt mir das Gefühl, den emotionalen Kontakt mit mir zu verhindern, wodurch ich eine bleierne Müdigkeit während der Stunden empfinde.

Zu meiner Traurigkeit und dem Gefühl gescheitert zu sein fällt mir ein Traum ein, den ich vor einiger Zeit hatte: Jakob kommt in diesem Traum auf mich zu und sagt "Ich" zu mir, ich bin sehr glücklich und wir lächeln uns an. Wird er dieser Junge einmal sein, als den ich ihn im Traum erlebte? Hinterher fällt mir dazu der Satz ein: »Ich habe schon immer gewußt, daß er sprechen kann«. Es ist, als habe ich ihn im Traum als Person erkannt. Dieses Wunschbild teile ich sicherlich mit seinen Eltern. Meine Trauer mag auch ihrer Enttäuschung entsprechen, ihn häufig nicht zu finden, und auch darüber, daß er nicht spricht, obwohl sie sich doch so sehr um ihn bemühen.

Darin steckt eine Paradoxie: etwas für ein Kind tun wollen, weil es sich ändern soll, und gleichzeitig inaktiv und müde werden, als Bremse der Wut darüber, daß sich nichts verändert. Dies schafft einen Druck auf die Therapeutin, wie auf den Patienten, der spürt, daß er nicht als der angenommen wird, der er ist: etwas langsamer als andere, nicht sprechend und noch Dinge tuend, die ein Siebenjähriger normalerweise nicht mehr tut.

Seine *Lebensmethode* des Abbrechens und unruhigen Forschens ohne Ende wird darin noch einmal verständlicher. In seiner frühen Entwicklung kam auch immer etwas gerade zustande und wurde durch die Forderung unterbrochen, er solle etwas lernen, zuerst motorisch und auf die Sinnesentwicklung gerichtet, später vermehrt das Sprechen. Meine Wut und die Müdigkeit sind Gegenübertragungsgefühle zu seinem *Methodisch-Werden*: nun testet er die Welt, bis an die Grenzen der Erträglichkeit, um zu erfahren, daß er trotzdem angenommen wird und die angegriffenen Objekte *überleben*. Da ich jedoch unbewußt *mitagiere*, werde ich ungeduldig und harre unter Anspannung aus. Auch die Mutter setzt auf Aushalten und Weitermachen, indem sie seit neuestem die nach ihrem Begründer benannte Tomatis-Therapie nach eigenen Worten mit ihrem Sohn "durchzieht". Die Resignation und Enttäuschung über das behinderte Kind wird mit der Hoffnung auf Erfolg durch die neue Therapie verdrängt.

Meine extremen Gegenübertragungsgefühle von Ekel und Ablehnung haben vornehmlich etwas mit meiner persönlichen Geschichte zu tun. Sie können wiederum Entsprechungen in frühen *Interaktionserfahrungen* haben, die Jakob nicht genügend verarbeitet hat. Auch das Kleinkind will Spuren hinterlassen mit seinen analen Produkten oder auf der oralen Stufe sich die Dinge einverleiben. Diese Phase scheint er in der Übertragungsbeziehung zu wiederholen. Um die Rolle der *genügend guten Mutter*, wie WINNICOTT sie nennt, einzunehmen, sollte ich versuchen, meine Gefühle adäquat auszudrücken und für mich zu sorgen, anstatt ihn unbewußt abzulehnen und dadurch zu bestrafen. Der Kinderanalytiker BERK bezeichnet die Aufforderung "Laß es sein" als eine wichtige Deutung in der Kindertherapie, wodurch die Beziehung zum Objekt bestehen bleibt und es wieder *verwendbar* wird (1992, 73). In gewisser Weise wäre auch ein Abbrechen der Therapie von meiner Seite her eine Deutung für Jakob gewesen, mit der extremen Konsequenz im Seelischen, daß er mich *zerstören* konnte, ohne Möglichkeit zur *Wiedergutmachung*, was depressive Reaktionen und Schuldgefühle zur Folge haben kann.

Damit lassen sich der *Behandlungsauftrag* und mein methodisches Rüstzeug neu betrachten. Ihn auszuhalten und zu ertragen, ohne unbewußtes Bestrafen und innerliches Abwenden, ist eine therapeutische Haltung, die nur möglich ist, wenn die Gefühle dabei adäquat mitformuliert und Grenzen offen gesetzt werden. Dabei hilft mir die Idee, ihm für seine regressiven Handlungen, wie das Sabbern und Schmieren, Verwandlungsmöglichkeiten zu schaffen, wie Malstifte und Papier. Grenzen zu setzen ist auch wichtig bei Jakobs häufiger Verletzungsgefahr. Ihn nicht zu schützen, wäre ein unbewußtes Fortsetzen der Bedrohung seiner Eigenheit.

Ihn spielen und ausspielen zu lassen, ohne den Druck, ihn baldmöglichst verändern zu wollen, ist immer noch wichtigster Auftrag. Durch die Auseinandersetzung mit der Mutter verstehe ich, daß ich mich nicht unbewußt mit Jakob gegen seine Mutter verbünden sollte, sondern gemeinsam mit ihm gegen seine 'Sprachlosigkeit' und die Beziehungsabbrüche, die er immer wieder inszeniert. Nun kommt noch ein Zusatz, sein technisches Interesse unter einem weiteren Gesichtspunkt zu betrachten. Bei den Szenen, in denen er alle Instrumente auseinanderbaut und erforscht, wie alles zusammenhängt, entsteht in der Supervisionsgruppe das Bild, er schaue hinein in den Uterus der Mutter, wolle wissen, wie Zeugung und Geburt funktionieren und woher er selbst stammt. Dies sollte ich bei solchen Szenen mitbedenken, ihn einmal bis zum Ende forschen lassen, wie etwas funktioniert, und ihm entsprechende Deutungen geben.

Die Beziehungsgestaltung sollte weiterhin möglichst Freiräume lassen, in denen ich mich auch mal abwende und entferne. Daß er zerstört, was zustande kommt, ist ein Hinweis darauf, daß *Einwirkungen*, die er selbst vornimmt, nicht Bestand haben. Eine Idee aus der Supervision hierzu ist, den Raum vor der Stunde in Zukunft häufiger so wiederherzustellen, wie er ihn verlassen hat, zerstörte Produkte aufzubewahren und wieder mitzubringen.

3.4.6. Erneutes Anders-Werden

In den folgenden Sitzungen kommt es zu erneuten Veränderungen. Durch die Supervision habe ich eine andere Haltung gewonnen, spüre wieder Mut und Vertrauen. Erstaunlicherweise kommt auch Jakob in anderer Stimmung zu der nächsten Sitzung. Es passiert nicht viel in dieser Stunde. Das Empfinden einer deutlichen Veränderung ist in unserer Beziehungsgestaltung zu finden und in meinem eigenen Gefühl von Gelassenheit. In den folgenden Sitzungen zeigt sich, daß der *Spielraum* wieder eröffnet ist, Neues hinzukommt. Sinnzusammenhänge werden klarer und können besser von mir verstanden und gedeutet werden. Dazu werden seine sprachlichen Äußerungen und Dialoge mehr. Jakob gestaltet die Stunden ganz selbständig, ich habe dabei die Aufgabe zu verstehen, zu kommentieren und gegebenenfalls mitzuspielen oder ihm beim Bauen, Schieben oder Ähnlichem zu helfen.

Als Jakob in der 29. Stunde hereinkommt, zeigt er mir zunächst stolz seine neue Jacke und gibt mir ein Buch, das seine Logopädin für ihn gemacht hat. Darin sind lauter Photos von Handzeichen, die seine Gesten darstellen, z.B. für Essen, Trinken oder Schlafen. Ich kenne sie und ihre Bedeutung bereits, achte aber in Zukunft mehr auf sie. Er läßt das Buch dann sofort liegen, als hätte er seine Aufgabe erfüllt, interessiere sich aber nun viel mehr für anderes. In der Höhle entstehen diesmal wieder Spiele, er brummt und schraubt in ihr herum, als sei da eine Maschine. Dann zieht er uns die Schuhe aus und legt sich mit mir hinein. Auch rutscht er mit den Stühlen durch den ganzen Raum und brummt laut dazu, wie ein Auto. Er zeigt mir, was er auf einem umgedrehten Stuhl alles kann, klettert über und durch ihn hinweg und zählt dabei an den Fingern jede Bewegung ab. "Mama", sagt er zu mir, und ich soll dann laut zählen, während er die Bewegungen wiederholt. Dieses Zählspiel wiederholt er in einer der nächsten Sitzungen, indem er auf die Trommel schlägt und dazu zählt, das gleiche mit verteilten Rollen. Als er diesmal an die Trommel geht und in einem schnellen Rhythmus draufschlägt, kommt er plötzlich wie in meinem Traum zu mir und flüstert mir "bswswsws" ins Ohr. Gleichzeitig zeigt er mit dem Schlegel durch den ganzen Raum, daß ich dazu marschieren soll. Ich habe es auch ohne Worte verstanden. Am Ende geht er noch einmal der Grenze nach, kommt aber zu einem offensichtlichen Ende. Er gießt ganz sorgfältig die Blumen, erst am Schluß fängt er an, zu viel Wasser zu gießen und umzuschütten, wie er es schon öfter tat. Auch geht er wieder zur Tür, und ich sage leise: "nein, nicht da raus". Daraufhin öffnet und schließt er die Tür etwa fünf mal, beobachtet, wie das funktioniert und kommt ganz gelassen zu mir.

Es ist, als habe ich meine fragende Haltung wiedergefunden und spreche nicht mehr das Urteil der Sinnlosigkeit über ihn, das jede Entwicklung im Keim erstickte. Jakob zeigt mir, selbstbewußter und wacher geworden, lauter Dinge, die er schon kann. Das Spielen mit dem Wasser und den Blumentöpfen interessiert ihn schon eine Weile. Die vier Elemente Wasser, Erde/Sand, Luft und Feuer werden in der analytischen Spieltherapie deshalb eingesetzt, weil sie unzerstörbar sind und trotzdem den Phantasien des Kaputtmachens dienen können, die Kinder haben (BERK 1992, 68). Das kann Jakob auch mit dem Wasserhahn und der Blumenerde erleben, wobei ich aber leider in diesem Setting den Schulraum schützen muß.-

In der nächsten Sitzung verstehe ich auf einmal, was er dauernd mit dem Brummen der Motoren und dem Stühleschieben darstellt. Die Mutter erzählte mir, sie bauten ein Haus und zögen zum Jahreswechsel ein. Nun baut er auch ein »Haus«, sagt begeistert "ja", als ich es übersetzen kann. Er »gräbt um«, baut auch einen »Zaun«, schiebt den »Bagger« durch den ganzen Raum, zeigt auf alles, was ich benennen soll. Bei den Rädern des Wagens sagt er zum ersten Mal "vier".

Jakobs *Aneignungstendenz* hat sich weiterentwickelt. Sinnzusammenhänge werden klarer, auch sprachlich bewältigt.

In der 33. Sitzung entsteht ein erster halb gesungen, halb gerufener Dialog mit Tierlauten. Auch spielt er verschiedene Tiere, die gefüttert werden wollen, und füttert auch mich. Die Schlußszene hat eine überraschende Wendung. Jakob zieht mich mit befehlendem Ton zu seinem »Haus«, versucht mich von hinten hineinzuschieben, was nicht gelingt, weil ich zu groß bin. Da faßt er mit schnellen Griffen einmal in mein T-Shirt und in meinen Schoß und legt es symbolisch in die Höhle. Mehrfach »nimmt« er etwas aus meiner Hand, macht die Geste des Essens oder »wirft« es auch ins Haus. Dann »kettet« er mich an die

Beine des »Haus«-Tisches. Ich deute die Szene zunächst nur mit dem Satz: "Ich gehöre da hinein und soll dableiben".

Nachträglich verstehe ich den überraschenden Griff nach meinen weiblichen Attributen auch als Szene für sein Sexualinteresse und den Wunsch nach Aufklärung. Seine Aneignung geschieht dabei gleichzeitig noch auf der oralen Ebene, durch Aufessen, Greifen und Hineinnehmen in sein Haus. Nach KLEIN hat das Kleinkind oralsadistische Phantasien gegenüber der Mutter, es will sie aufessen und sich einverleiben.

Beispiel 35. Sitzung: Es ist die letzte vor den Sommerferien. Jakob baut gleich zu Beginn sein »Haus« an einen besonders warmen Ort, direkt zwischen Klavier und warmer Heizung, die wegen der kalten Witterung noch angestellt ist. Er lädt mich zu sich ein. Diesmal deute ich die Szene: "Hier ist es so schön warm, wie im Bauch der Mutter." Auf einmal ist er hellwach, schaut mich an und fragt "häh?" Ich erkläre, daß die Babys aus dem Bauch der Mutter kommen. Daraufhin fragt er "Papa?" und ich erzähle etwas zögernd, daß der Mann seinen Samen in die Frau tut, was natürlich etwas ungenau bleibt. Er macht daraufhin die Bewegung des Essens, was seine eigene Theorie zum Zeugungsvorgang zu sein scheint. Zu der Frage, wo die Babys denn heraus kämen, zeigt er auf seinen Hintern, wendet sich dann ab und spielt etwas anderes.

Es fällt mir nicht leicht, ich habe noch nie ein Kind aufgeklärt. Es bleibt daher bei ungenauen Informationen. Das Interesse ist jedoch offensichtlich ganz stark bei Jakob und wird sich nach den Sommerferien noch weiter fortsetzen.

Am Ende dieses Behandlungsabschnitts habe ich ein weiteres Gespräch mit der Mutter. Dort kommt es zu einem produktiven Austausch, der auch zeigt, daß etwas *anders geworden* ist. Sie erzählt zum ersten Mal Genaueres von der Schwangerschaft mit Jakob. Sie habe in den ersten drei Monaten ein Herzmittel gegen Bluthochdruck (Beta-Blocker) bekommen, mit der ausdrücklichen Zustimmung der Ärzte, die ihr versicherten, das sei nicht schädlich für das Ungeborene. Trotzdem hat die Mutter heute noch Schuldgefühle, dadurch ihrem Kind geschadet haben zu können. Um diese zu mildern, versuche ich ihr ein Bild zu vermitteln, in dem ich Jakob als ein Kind sehe, das auf der konstitutionellen Seite eine besonders große Verletzlichkeit mitbrachte, bei der eine Medikamenteneinnahme eine größere *Einwirkung* auf das sich entwik-

kelnde Seelische gehabt haben mag als bei anderen Kindern.
Mein Gefühl, mit meiner Arbeit ihren Vorstellungen nicht zu entsprechen, weicht einer besseren Einigung und gegenseitigem Verstehen. Das mag auch meine veränderte Beziehung zu Jakob wiederspiegeln, in der die ʻalles fressendeʼ Gestalt der Sinnlosigkeit und der Frage "Warum spricht er nicht" einer veränderten Wahrnehmung dessen, was daneben noch alles vorhanden ist, Platz gemacht hat.

3.5. Bauen an der inneren Welt (36. - 52. Stunde)

Nach den Sommerferien 1994 beginnt die letzte Phase der Behandlung, die ich darstellen werde. In unserer Beziehung sind Veränderungen eingetreten, die sich verfestigen und weiter ausbauen. *Anders-Werden* geht in *Bewerkstelligen* über. Das soll im nächsten Abschnitt und in je einem Kapitel über die Weiterentwicklung der Spiele und der Musik konkretisiert werden.

3.5.1. Bewerkstelligen

In bezug auf die beiden zu Anfang der Fallstudie erarbeiteten Bilder, die seine *Lebensmethode* charakterisierten, kann Jakob in dieser Phase etwas *bewerkstelligen*. Inwieweit sich auch außerhalb der Therapie sein Verhalten und Erleben verändert hat, kann ich nur ansatzweise den Äußerungen der Mutter entnehmen. Sie erzählt mir, er sei jetzt zu Hause gegenüber seinem Bruder und in der Schule viel selbstbewußter geworden und komme dort gut mit. Nach den Sommerferien freut er sich nach den Worten der Mutter wieder sehr darauf, zu mir zu kommen. Wir begrüßen uns in der ersten Sitzung freundlich, wie zwei alte Bekannte, und ich empfinde die Stunden wie ein sofortiges Anknüpfen an das Vorherige. Jakob spielt viele Spiele noch einmal, variiert sie und erfindet neue dazu. Oft entsteht in einer Stunde ein durchgehendes Rollenspiel, das sich weiterentwickelt und ausgestaltet. Das liegt auch daran, daß ich den Sinn seiner Interaktionen, Gesten und Spiel- Phantasien inzwischen viel spontaner verstehen und einfühlen kann. Somit heißt *Bewerkstelligung* in diesem Fall auch, daß sich innerhalb unserer Beziehung nicht nur Jakob, sondern auch ich mich weiterentwickelt habe.

Das Bild des "Oberbefehlshabers" hat sich gewandelt. In unserer

Interaktion gibt es mehr Regulierungsmöglichkeiten, Macht und Ohnmacht, Trennen und Verbinden, Lösen und Begrenzen miteinander zu vereinbaren. Dies sollen die nächsten Beispiele hervorheben:

Immer noch wird er wütend, wenn ich nicht schnell genug verstehe und seine Befehle ausführe oder seine Handlungen nicht gleich in Sprache übersetze. Wenn ich ihm helfen soll, sagt er "hi mi" oder fordernder "hi miiiii". Oder er sagt "hier" in mehreren Variationen, feststellend, fragend, bittend oder fordernd. Auch sagt er "hi mi hier", was "hilf mir, hierhin soll das" bedeutet. Dies ist der erste Drei-Wort-Satz, den ich von ihm wahrnehme. Sein Sprachvermögen ist unterdessen größer und ausdrucksstärker geworden. Beginnt mich sein quengelndes Drängen und Fordern zu ärgern, sage ich ihm frühzeitig, daß ich nicht immer wissen kann, was er mir ˋsagen´ will. Auch lasse ich ihn allein aufbauen und herumschieben, helfe nur, wenn er es nicht alleine schafft oder sich weh dabei tut. Dadurch kann ich besser abwarten und den Sinn seiner Handlungen eher erkennen. Zugleich mit meinem schnelleren Verstehen seiner Spiel-Sprache wird auch sein drängender Ton immer weniger. Dafür findet Jakob nun Wege, mir meine Rollen besser zuzuweisen. Wenn ich nicht gleich weiß, was er da von mir verlangt, geht er kurz aus seiner Rolle raus, zeigt mir, wie es geht, und schlüpft wieder in die alte hinein.

Darüber hinaus können wir nun aushandeln, wo die Grenzen sind, und wie wir damit umgehen. Er weiß inzwischen, daß er mich nicht schlagen darf, außer in symbolischer Form auf ein Instrument. Als er das nächste Mal herumschmiert, gebe ich ihm ein Blatt Papier zum Malen, darauf macht er eine Kritzelzeichnung und versucht dann, einen Flieger zu basteln, was ihm nicht gelingt. Das nächste Mal bringe ich das Bild wieder mit, er kritzelt kurz darauf weiter, verliert aber bald das Interesse daran. Jedoch hat er seitdem nicht mehr mit seiner Spucke herumgeschmiert.

Auch das Bild des "rasenden Forschers" hat sich weiterentwickelt. Durch mein beständiges Deuten und Benennen hat sein Tun eine innere Linie bekommen und zerfällt nicht mehr ins Belanglose. Zu seinem Umherschieben und immer wieder Neuanordnen der Tische und Stühle bekomme ich nun einen besseren Zugang. Er versucht darin, so verstehe ich, seine eigene innere Ordnung zu finden und seine Welt so zu bauen, wie er es braucht.

Die langwierige Prozedur des Schließens aller Ritzen und Öffnungen seines »Hauses« lasse ich jetzt ausspielen mit der Deutung, er wolle alles 'heil' machen um ihn herum. Wenn er an sämtliche Tischreihen des Schulraumes Hand anlegen will, begrenze ich den Raum auf eine Tischreihe, weil ich es bin, die hinterher alles aufräumen muß. In der 47. Sitzung baue ich den Raum nach einer Skizze, die ich anfertigte, genauso auf, wie er ihn das letzte Mal verließ. Das selbe mache ich in den folgenden Wochen wieder. Jedesmal begrüßt er seinen Raum sichtlich, macht ein paar Änderungen, bis es ganz stimmig ist.

Das Herumräumen wird weniger, weil wir gleich in seine Spiele einsteigen können. Sein eigenes Produkt wurde bewahrt, bekam Dauer und *Einwirkung*, was er registriert hat.

Unsere Schlußbildungen gelingen nun auch besser. Da ich jetzt immer einen Wecker mitbringe und rechtzeitig darauf schaue, beginnt auch Jakob, ein Ende einzurichten. Er schaut selbst kurz vor dem Schluß auf die Uhr und fragt mit den Fingern, wieviel Zeit wir noch haben. Dann handeln wir aus, was wir jetzt machen. Meistens spielen wir einfach weiter, manchmal soll ich einen Vorschlag machen, beispielsweise ein Spiel mit den Lotosflöten. Seit den Herbstferien bringt er jedesmal am Schluß die Instrumente wieder mit zu ihrem Raum. Dazu nehmen wir inzwischen einen Rollwagen, den er auch in den Stunden gern benutzt.

Durch das gemeinsame Aufräumen gelingt uns ein viel ruhigeres Ausklingen und voneinander Trennen als früher. In allen Beispielen wird deutlich, daß sich die Veränderungen in unserer Interaktion in meinem veränderten *Methodisch-Werden* ankündigen. Das wird auch der folgende Abschnitt zeigen. Somit weist der letzte Behandlungsschritt auf die ersten Schritte zurück.

3.5.2. Die Musik - miteinander Anwesendsein

Der Zugang zur Musik hat sich bei Jakob dahingehend entwickelt, daß er den musikalischen Raum, den ich biete, eher zulassen kann. Ich begleite seine Handlungen und die Stimmungen, die ich empfinde, zunehmend auf dem Klavier oder der Gitarre. Damit kann ich bei mir bleiben, ihm Raum lassen und gleichzeitig meine verstehende Aufmerksamkeit für ihn kundtun. Die Aufnahmen zeigen, daß ich dabei anfangs sehr laut war. Dann hielt er sich die Ohren zu und verbot mir zu spielen. In diesem Interaktionsmuster blieb unsere musikalische Beziehung immer wieder stecken. In der

Phase nach den Sommerferien ändere ich mein Spielen in solchen Situationen und bleibe ganz leise und vorsichtig. Auch das bricht er zwar noch oft ab, manchmal entstehen aber dadurch Situationen, in denen es gelingt, *miteinander anwesend* zu sein, ohne Abbrüche und Ausgrenzungen. Damit zeigt Jakobs Seelisches, daß es an Beweglichkeit gewonnen hat.

In der 42. Sitzung entsteht eine Szene, in der Jakob anfängt, am Wasserhahn zu spielen und die Blumen im Raum zu gießen. Gleichzeitig sitze ich am Klavier und spiele eine ruhige, meditative Musik mit verschwimmenden Arpeggien. Diesmal bricht er sie nicht erschrocken ab, wie es früher passierte, sondern bleibt bei sich und fährt ganz sorgsam fort mit seinem Tun, bis er zu Ende kommt.

Es ist eine Atmosphäre, in der etwas einen befriedigenden Abschluß findet, und eine Gestalt sich schließt. Ein entwicklungspsychologisches Bild für diese Szene ist, daß auf dem Wege der Individuation des Kindes, die Mutter bereits in einem anderen Raum sein darf als das vor sich hin spielende Kleinkind, das die Mutter aber hören kann und sich ihrer sicher weiß. Mit dieser Form des *miteinander Anwesendseins* entdecke ich eine andere Art des einfühlenden Verstehens. Bisher war mein Verstehenwollen für mich aus der Notwendigkeit entstanden, Sinn und Evidenz in unserer Interaktion zu finden. Ich wollte Begegnungen Raum geben und Beziehung anknüpfen. Die obige Szene ist jedoch eine grundlegende andere Form des Anwesendseins. Sie erklärt nichts und drängt sich nicht auf und läßt sich am ehesten mit dem morphologischen Begriff der *Mitbewegung* beschreiben.

Anstatt strukturierte Lieder zu erfinden oder haltgebende Klänge zu spielen, tue ich es ihm gleich, als er wieder einmal herumtobt und alles nur kurz anfängt und wieder abbricht.

Wiedermal habe ich in der 46. Sitzung das Gefühl, daß nichts bleiben darf und er sich abkapselt. Jakob wirbelt zwischen den Tischen, die er umherschiebt und den Instrumenten hin und her. Dies greife ich auf, spiele laut und in schnellen Wechseln auf den Instrumenten herum, ohne ihn anzusehen. Da fängt auch Jakob an, mein Tempo auf der Holzblocktrommel zu übernehmen. Dann schabt er mit der Guiro am Tisch, was ich ihm nachmache. Das vorherige Bild von Einkapselung und Ausgeschlossensein kippt um in Spiellust und Spaß. Es entsteht ein Zwischenraum. In der gleichen Stunde kann er zum ersten Mal Alternativen entwickeln, wenn ich Grenzen ziehe. So steigt er auf die untere Etage des Rollwagens um, weil er auf der oberen immer umkippte; er wählt die Schlegel und nicht ein Instrument, um sie umherzuwerfen (Weg-Werf-Spiel); anstatt mich zu schlagen, klettert er auf meinen Arm. Er muß mich nicht überwältigen, sondern nutzt die Kraft der Stärkeren.

PRIESTLEY nennt diese Art der musikalischen Resonanz die "Echo-Gegenübertragung" (dies. 1983, 50). Indem ich sein Eigenes spiegele, kommt die paradoxe Bewegung zustande, daß er sich Neues *aneignen* kann. Er entwickelt alternative Verhaltensweisen, die er seitdem beibehält. Darin zeigt er, daß er etwas *bewerkstelligen* konnte.

3.5.3. Die Spiele - größere Einheiten werden möglich

Jakob baut sein »Haus« mit Tischen und Stühlen immer größer. Ich deute ihm dies, daß auch seine innere Welt jetzt größer geworden ist und er mehr davon ausdrücken kann, was er bejaht.

In der 40. Stunde bekommt das »Haus« eine »zweite Etage« aus Stühlen. In der oberen soll ich mit den Instrumenten sitzen, in der unteren er. Dann spielt er, daß er mich per »Telefon«, auch einem Medium und Zwischenstück für Kommunikation, anruft. Er fragt "häh?" und lädt mich mit einer Geste ein, in seine »Etage« zu kommen.

Ich muß nicht mehr ganz ausgeschlossen werden, es gibt ein Rein und Raus, Einladen und wieder Abgrenzen. Diese seelische Bewegung taucht auch in einem anderen Spiel auf, das er erfindet: Einer wirft die Schlegel in den Raum und der andere hält sich dabei die Augen zu und muß sie suchen. Dieses typische Kinderspiel, das in einfacher Form schon das Baby mit seiner Mutter spielt, versteht ZULLIGER als Symbol für die Einübung der Trennung von der Mutter, bzw. die Entwöhnung von der Brust (1990, 24; vgl. auch Kap. 2.2.2.).

Es gibt eine Fortsetzung der Spiele in der »Höhle«. Er legt sich häufig neben mich oder auf meinen Schoß, was mich an die "Urszene" erinnert, und den ödipalen Wunsch, sich wie der Vater in den Schoß der Mutter zu legen. Auch das Greifen nach meiner Brust wiederholt sich.

In der 45. Sitzung deute ich ihm einen solchen Griff dahingehend, daß er gerne etwas von der Mutterbrust haben möchte. Daraufhin legt er lauter »Leitungen« von mir ausgehend unter dem Tisch und an dem Klavierbezug entlang, aus denen er etwas zu trinken entnimmt.

Damit hat er gezeigt, daß meine Deutung richtig war und er sich symbolisch seinen Wunsch erfüllt. Wir handeln aus, daß er mir nicht mehr an die Brust greift, sondern symbolisch an ein anderes Körperteil.

Wie von Anfang an ist die Musik oder das Vorhandensein von Instrumenten der Übergang zu den Spielen. Zu Beginn der Sitzungen holen wir die Instrumente gemeinsam mit dem Rollwagen aus einem anderen Raum und spielen dann kurze Zeit miteinander darauf.

In der 43. Stunde spielt er auf der Trommel einen schnellen, geraden Rhythmus wie unter Starkstrom, den ich mit der Rahmentrommel begleite. Dann hört er auf, geht wo anders hin, und ich spiele noch ein bißchen weiter, in kleinen rhythmischen Phrasen. Da kommt er zu mir zurück und spielt ganz kurz genau meinen Rhythmus nach und legt das Instrument wieder weg. Als hätte er mir sagen wollen: "Ich hab´s ja verstanden, aber jetzt gehen wir zu anderem über".

Danach symbolisieren die Instrumente etwas anderes als Spielobjekte. Dieser Übergang von Musik zum Spiel wird in dem folgenden Beispiel noch einmal deutlich.

In der 47. bis 50. Stunde spielt Jakob einen »Instrumentenhändler«. Alle Instrumente, das sind seit den Herbstferien immer ein Xylophon, zwei kleine Gitarren, zwei Lotosflöten, Kalimba, Chickenshake, Rahmentrommel und vier Schlegel, legt er auf die obere Etage des Rollwagens. Unten setzt er sich drauf und fährt mit den Füßen durch den Raum, während er die Rahmentrommel mit einem Schlegel schlägt. So kommt er zu mir gefahren und verkauft mir ein Instrument nach dem anderen, immer auf dem jeweiligen kurz spielend. Beim »Bezahlen» tippt er Zahlen in eine »Kasse« und nimmt das »Geld« aus meiner Hand. Das Ganze spielen wir dann mit vertauschten Rollen. Aus diesem Handelsspiel wird später ein »Pizzaservice», wobei er die imaginären »Pizzas« in der Rahmentrommel backt und sie zu mir bringt.

Dieses Spiel wiederholen wir in den nächsten Wochen immer wieder, manchmal fast die ganze Stunde über. In ihm sind viele der Dinge, die er im Raum vorfindet, miteinander verbunden und ergeben eine gemeinsame Linie. Bei solchen Spielen ist er sehr aufmerksam und konzentriert, bleibt die ganze Zeit bei einer Sache und bezieht mich immer mit ein. Er tauscht aus, handelt mit mir und zeigt viel Phantasie und Detailreichtum, die er immer schöpferischer verwendet.

Zum Ende des dargestellten Behandlungsverlaufs entstehen Spiele, deren innerer Witz und Phantasiegehalt besonders reich ist und die nun zum Abschluß beschrieben werden sollen.

Jakob hat mehrere Stunden lang ein Arztspiel mit mir entwickelt, bei dem einer von uns zuerst einen »Unfall« hat, mit dem Rollwagen als »Krankenwagen« abgeholt und dann im »Krankenhaus« untersucht wird. Interessant dabei ist, daß er mich durch starkes Klopfen auf das Bein und mit Klavierspiel »heilt«. Ich aber darf ihn nicht mit Musik heilen, was ich in der Rolle der Ärztin natürlich gleich übernehmen will. Ich soll mich stattdessen zu ihm in das »Haus« legen und ihm symbolisch zu essen und zu trinken geben.

Für sich wählt er also einen Genesungsweg, der mit Geborgenheit und Körperkontakt vor sich geht. Diese Spiele erfüllen für ihn sicherlich auch den Zweck, mich etwas genauer körperlich untersuchen zu können, was ich aber begrenze und symbolisch machen lasse. Es scheint daneben um die tiefergehende Frage zu gehen, wie er sich das Gesundsein und Gesundwerden vorstellt. Dabei werden seine unzähligen Erfahrungen mit verwirrenden und unverständlichen Untersuchungen, Tests, Diagnoseermittlungen und therapeutischen Maßnahmen eine Rolle spielen, so daß dies eine wichtige Frage für ihn zu sein scheint. Nun kann er beginnen, seine Geschichte spielend zu bearbeiten.

In der 52. Sitzung sitze ich gerade auf einem Stuhl am Klavier. Da legt er mir die Beine hoch und setzt mir etwas wie »Elektroden« an die Beine. Während er mit den Fingern auf dem Klavierkorpus entlangfährt, »schließt« er sie wie mit langen »Kabeln« hinter dem Klavier an und macht dort laute Geräusche. Er bejaht meine Frage, ob er da etwas messe. Dann fährt er mich mit dem Rollwagen zu einer Stuhlreihe und fordert mich auf, mich dort hinzulegen. Er »operiert« mein Bein mit einem Schlegel, »entnimmt« ihm etwas sehr Kleines und legt es in die Rahmentrommel. Zurück zum »Meßgerät«, legt er das »Entnommene« in eine Bongo als »Mikroskop«, immer meine Fragen bejahend oder verneinend, mit denen ich zu verstehen suche, was das alles bedeutet. Ich soll nun auch durch das »Mikroskop« schauen, und sage spontan etwa: "Oh, das sind ja Knochen, die sind alle o.k." Daraufhin fährt er mich wieder zum »Operationssaal«, diesmal entnimmt er mir wieder etwas aus dem Bein, zusätzlich aus der Brust, was ich jedoch symbolisch auf den Rücken lenke, und aus dem Kopf, dort ein echtes Haar. Das alles wird wieder »untersucht« und ich sage, es sei alles in Ordnung. Dies bejaht er, nimmt die Teile in das Haus, brummt dort laut, kommt wieder heraus und zeigt sie mir. Ich bekomme innere Bilder von genetischen Manipulationen und fühle mich wie in einem spannenden Film. Die Szenen haben etwas Irreales, deshalb frage ich plötzlich, ob er das selbst erlebt habe, woraufhin er den Finger an den Mund legt und mich mit einem Schlegel schlägt. Zum Schluß setzt er mir überraschenderweise alle kleinen Teile symbolisch wieder ein. Ich sage, jetzt sei ich wieder `heile´ und ganz gesund, was er sofort bejaht. Ich sage daraufhin, auch er sei ganz gesund und in Ordnung, was er ebenso bejaht.

In der Supervision erfahre ich, daß die Bilder dieses Spiels sich in einem Horror-Film für Kinder wiederfinden. Dieser lief kurz vor der betreffenden Stunde im Fernsehen und heißt "Nightmare before Christmas". Dort werden Tieren ähnlichen Operationen unterzogen und zu kleinen Monstern. Zum Ende wird aber alles wieder `gut´ gemacht. Aus der Blickrichtung des *szenischen Verstehens* vermischen sich die Filmszenen und deren seelische Bedeutung mit *Erinnerungsspuren* und den medizinischen Erfahrungen Jakobs. Er kann nun die Macht über die Apparaturen haben und mich dabei *verwenden*, da ich mich nicht mißbrauchen oder mir wehtun lasse. Versucht er es, wehre ich mich und lasse mich nicht *zerstören*. Er kann mich zum Ende symbolisch wieder `heil´ machen und damit *wiederbeleben*. Das kann das eigentlich heilsame Ergebnis dieser Szenen für ihn darstellen. Es hat etwas Geheimnisvolles, wie er mit mir verfährt. Genauso sind Entwicklungsprozesse wie Heilung oder Reifung ein Geheimnis, dem Jakob in diesem außergewöhnlich komplexen Spiel nachzugehen scheint. Er zeigt, daß er Verwandlungen von Seelischem kennt und auf ein Bild bringen kann. Die Suche danach ist ein Weg, den wir bis zum Ende der Therapie im Frühjahr 1995 fortsetzten.

Nachklang:
Erstaunlicherweise beendete Jakob zwei Wochen nach Fertigstellung dieser Studie von selbst die Behandlung, obwohl er nichts von meiner Arbeit wußte. Ich konnte seine Entscheidung gut verstehen, da sich in der Beziehung genügends Veränderungen gezeigt hatten

und etwas zu Ende gekommen zu sein schien. Daß er nun unseren Abschied von selbst in die Hand nahm, fand ich zu einem günstigen Zeitpunkt gewählt. In einem Gespräch etwa ein halbes Jahr später mit der Mutter sagte sie mir, Jakob habe sich weiterhin gut in der Schule entwickelt und sei im Ganzen selbstbewußter als früher. Sprechen könne er aber bis heute nicht viel mehr Worte.-

4. Schluß

Eine Antwort auf die Fragen, was sich innerhalb der Behandlung bei Jakob, und wie sich mein Verstehensprozeß entwickelt hat, ist an verschiedenen Linien aufzuzeigen. Mein Zugang zu Jakob ist eng verknüpft mit der Entwicklung meiner therapeutischen Haltung, die sich im Lauf der dargestellten Behandlung verändert hat.

Zu Anfang war meine Haltung stark geprägt von dem Wunsch, ein psychotherapeutisches Setting herzustellen, bei dem ich durch das auftauchende Material Verborgenes verstehen, Zusammenhänge erkennen und Deutungen geben wollte. Die Suche nach Verstehen war das, was der Behandlung Sinn gab. Durch die starken Gegenübertragungsgefühle und die beginnende Verstrickung in das Ineinander unserer Methoden geriet ich in die Verlegenheit, nichts oder nur wenig während der Stunden zu verstehen. Immer wieder habe ich nach Begegnung und sinnvollen Szenen gesucht, gelang dies nicht, entstand Druck, den ich unbewußt auch auf Jakob übertrug. Dies zeigt sich besonders in der dritten Phase der Behandlung, als mir die unbewußte Forderung, er solle endlich sprechen, und damit seinem Tun den nötigen Sinn geben, deutlich wurde. Danach konnte ich anders vorgehen. Meine Haltung wurde gelassener, abwartender. Verstehen hieß in der vierten Phase, im gemeinsamen Tun anwesend sein und schauen können, was sich herstellen wird. Diese grundlegende therapeutische Haltung mußte ich erst entwickeln.

Einen besonderen Platz nehmen in der Therapie mit Jakob die Spiele ein. Spiele haben in allen Kindertherapien eine wichtige Funktion, bei Jakob haben sie meiner Ansicht nach einen ganz speziellen Stellenwert, weil sie fast ausschließlich sein Ausdrucksmedium geworden sind und die fehlende Sprache ersetzen. Zu Anfang sind sie das Bindeglied zwischen meinem Unverständnis und seinen mangelnden Ausdrucksmöglichkeiten. Das charakterisierende Grundverhältnis seines Seelischen, daß alles zerfällt, was gerade zustandekommt, wird durch die Entwicklung seiner Spiele, insbesondere der Rollenspiele, verändert. Es entstehen nach und nach größere Zusammenhänge. In der dritten Phase sind es nur kleine Veränderungen innerhalb der Spiele, die zu dem Eindruck passen, daß er die Beziehung überprüfen muß, bevor er größere Veränderungen wagen kann. In der vierten Phase erfindet er Spiele, die sich über eine ganze Stunde erstrecken können und in denen er beginnt, seine Geschichte spielend zu bearbeiten. Gleichzeitig wird darin deutlich, daß er über längere Dauer hinweg an einer Sache sehr konzentriert arbeiten kann, was er zu Beginn der Behandlung noch nicht konnte. Darüberhinaus sind die Spiele sein Freiraum, in dem Eigenes entstehen und sich weiterentwickeln kann. Das wird auch an der Zunahme seines sprachlichen Ausdrucks deutlich. Seelisches bekommt Transportmöglichkeiten nach außen, wird verstanden und kann in Neues umgewandelt werden.

Ein weiterer Strang sind die musikalischen Entwicklungen. Jakob geht nicht in gewohnter Weise mit den Instrumenten um. Sie sind für ihn Spielobjekte und Ausdrucksmedium zugleich. Mal dienen sie der Kommunikation, mal als Behälter, mal als Klang- oder Rhythmuskulisse für Phantasiespiele. Gemeinsame Improvisationen auf Instrumenten sind dagegen nur sehr selten möglich und von extrem kurzer Dauer. Musik ist für ihn daher nur ein Medium unter anderen, um Seelischem Transportwege zu bieten. Bezeichnenderweise spielt er mir einmal eine kurze Phrase nach, zeigt damit, daß er könnte, wenn er wollte, um danach zu ihm Wichtigeren überzugehen. Auch hier muß sich meine Haltung verändern, um weniger unbewußten Druck auf ihn ausüben, nun endlich Musik mit mir zu machen. Musik wird immer mehr zum Angebot und zu meinem Medium, ihn zu begleiten oder um Stimmungen und Gefühlen *Resonanz* zu geben. Diese Art des Zugangs führt besonders in der letzten Phase zu umwandelnden Szenen.

Damit möchte ich eine Richtung aufzeigen für einen konzeptionellen Ansatz, der die Arbeit mit sprach-entwicklungsverzögerten Kindern bestimmen sollte. Mir ist dabei bewußt, daß diese Fallstudie allein nur ein Baustein für eine solche Konzeptentwicklung sein kann, die in jedoch Zukunft weiterverfolgt werden könnte. Nicht das permanente Schauen auf seine Sprachverzögerung und Behinderung brachte den nötigen Freiraum, sondern das Loslassen und Zuschauen, das ich erst mit der Zeit lernte. Ich stelle die Vermutung an, daß das Ineinander und Verwickeltsein der Anfangszeit etwas Charakteristisches für Kinder mit einer solchen ʻSprachlosigkeitʼ ist. Auch sie sind mit Zusammenhangslosigkeit und Unverstehbarem überfordert. Das Urteil der Sinnlosigkeit bedroht ihre Ausdrucksmöglichkeiten und Eigenständigkeit. In der Beziehung zu ihnen überwiegt gleichsam das Nicht-Verstehen-Können, was starke

Schluß 185

Gegenübertragungsgefühle erzeugt. Meine Erfahrung ist, daß dies sich lösen lassen kann, wenn die Therapeutin eine Gegenbewegung initiiert. Von dort kann sie sich den innewohnenden Szenen nähern und sie zu verstehen und in ihre *Mitbewegung* umzusetzen suchen. Als Beispiel kann die zuletzt beschriebene Szenerie dienen. In der Supervisionsgruppe entstand unter anderem die Erkenntnis, daß die Bilderwelt des betreffenden Rollenspiels sich in einem Horrorfilm wiederfindet. Solche ʽZutatenʼ von außen waren besonders prägnant für das *szenische Verstehen*, halfen von außen nach innen zu schauen und die unverstehbaren Verwicklungen lösen und sortieren. Umwandelnde Prozesse können darüber hinaus im *Handlungsdialog* eintreten, vorausgesetzt, daß dieser reflektiert wird. Der bewußte Umgang mit dem *Handlungsdialog* erscheint mir grundlegend für ein therapeutisches Konzept für Kinder, die weniger sprachlich, als nonverbal in Beziehung treten.

Ein weiterer Aspekt ist der spezifische Umgang mit Musik: Für die Arbeit mit einem Kind, das Begegnungen vermeidet, in denen es etwas produzieren soll und das sein Eigenes so sehr immer wieder verteidigen muß, wie Jakob, sollte auch das musikalische Angebot nicht nur von Begegnung und Kontakt, sondern einem offenen *miteinander Anwesendsein* geprägt sein. Musik hat daneben die Funktion der *Resonanz* oder der spiegelnden frühen Bezugsperson bekommen. Sie kann als Mittel des Verstehens dienen durch singendes Kommentieren oder begleitende Lieder, als Angebot, das Erlebte in weitere Ausdrucksversionen zu bringen.

Anmerkungen

1 Anm.: Solche Deutungen können bei Kindern in unterschiedlicher Weise vermittelt werden. Ich möcht an dieser Stelle neben der sprachlichen Deutung auf die non-verbalen Spieleingriffe des analysierenden Spieltherapeuten ZULLIGER (1991, 112) hinweisen. Diese gibt er auf dem Hintergrung seiner unausgesprochenen inneren Deutungen und sieht sie als die dem "prälogischen Denken" (ders. ebd 9) des Kindes angemessene Interventionstechnik an. Ich verwende die Deutung in der vorliegenden Untersuchung auf der Grudlage des szenischen Verstehens als innerer Verstehensvorgang, gebe jedoch auch verbale Deutungen und verwende den Spieleingriff.

2 Anm.: Mit dem frühen Objekt ist hier die Mutterbrust, beziehungsweise die Mutter gemeint. Das schließt aber nicht aus, daß das auch eine andere Person oder der Vater sein kann. Zum vielschichtigen Begriff des "Objektes" vgl. BACAL/NEWMAN (1994, 80)

3 Anm.: Zur Bedeutung der Elternarbeit bei musiktherapeutischen Behandlungen an Musikschulen äußert sich auch FLEMING (1994, 214ff). Nach ihrer Erfahrung werden behinderte Kinder häufig bereits mit einem therapeutischen Überangebot behandelt, wenn sie zur Musiktherapie kommen, was meiner Ansicht nach bei Jakob ebenso zutrifft.

4 Anm.: SPLIETHOFF stellt in ihrer Arbeit die These auf, daß seelische Gestaltbildungen, bei denen besonders ein Mangel in der aktiven *Aneignungs-* und *Einwirkungstendenz* auffällt, charakteristisch für behinderte Kinder zu sein scheinen (vgl. dies. 1994, 102). Bei Jakob handelt es sich zwar um ein entwicklungsverzögertes Kind, das jedoch zum Teil ähnliche Verhaltensweisen zeigt, wie die von SPLIETHOFF beschriebenen Kinder. Die Rekonstruktion der seelischen Gestaltbildung Jakobs könnte daher meiner Ansicht nach zur Untermauerung der These SPLIETHOFFS hinzugezogen werden.

Literaturverzeichnis

Alderidge, David/Gustorf, Dagmar/Neugebauer, Lutz (1994): Musiktherapie mit entwicklungsverzögerten Kindern. In: Musiktherapeutische Umschau, Bd. 15, H.4, Stuttgart, S. 307-334

Axline, Virginia M. (1993): Kinder-Spieltherapie im nicht-direktiven Verfahren. Basel

Becker, Maria (1994): Die Entfaltung der unbewußten Gruppenphantasien am Beispiel einer musiktherapeutischen Gruppe mit behinderten jüngeren Erwachsenen. Unveröffentl. Diplomarbeit im Rahmen des Aufbaustudiums Musiktherapie an der Hochschule für Musik und Darstellende Kunst, Hamburg

Bacal, Howard, A./Newman, Kennenth, M. (1994): Objektbeziehungstheorien - Brücken zur Selbstpsychologie. Stuttgart-Bad Cannstatt

Berk, Hermann-Josef (1992): Spielen und Sprechen in der Kindertherapie. In: Materialien zur Morphologie der Musiktherapie. H.5, Zwesten, S. 57-75

Blothner, Dirk (1988): Die Bedeutung des Übergangsbereiches für das Seelenleben und die psychoanalytische Behandlung. Ein Beitrag zur Psychologie Winnicotts. In: Zwischenschritte. Beiträge zu einer morphologischen Psychologie. 7.Jg., H.2, Köln, S.89-96

Fleming, Beate (1994): Fördern- Heilen- Erziehen? Musiktherapie zwischen Musikschule und Sonderschule. In: Musiktherapeutische Umschau. Bd.15, H.3, Stuttgart, S. 214-220

Freud, Anna (1989): Einführung in die Technik der Kinderanalyse. Frankfurt/M.

Freud, Siegmund (1991): Vorlesungen zur Einführung in die Psychoanalyse. Frankfurt/M.

Freud, Siegmund (1992): Zur Dynamik der Übertragung. Behandlungstechnische Schriften. Frankfurt/M.

Goethe , Johann, W. v. (1963): Schriften zur Botanik und Wissenschaftslehre. München

Grootaers, Frank (1983): Improvisation. In: Decker-Voigt, H.-H. (Hrsg.): Handbuch Musiktherapie. Lilienthal/Bremen, S. 245-250

Grootaers, Frank (1994): Versuch über die Konstruktion von Musiktherapie. In: Materialien zur Morphologie der Musiktherapie. H.6, Zwesten, S.9-32

Güss, Monika (1992): Macht und Ohnmacht. Skizzen zur Bedeutung des Klaviers in der eigenen musiktherapeutischen Arbeit. In: Musiktherapeutische Umschau. Bd.13, H.2, Stuttgart, S. 94-99

Heimann, Paula (1964): Bemerkungen zur Gegenübertragung. In: Psyche. Zeitschrift für Psychoanalyse und ihre Anwendungen. Stuttgart, S. 483-493

Heal, Margaret (1991): Psychoanalytisch orientierte Musiktherapie bei geistig Behinderten. Zwei Fallstudien. In: Musiktherapeutische Umschau. Bd.12, H.2, Stuttgart, S. 110-127

Kirchner, Christa (1992): "Begreifen durch Greifen". Musiktherapie mit Uwe. In: Musiktherapeutische Umschau. Bd.13, H.2, Stuttgart, S.105-106

Klein, Melanie (1971): Die Psychoanalyse des Kindes. München

Klein, Melanie (1991): Das Seelenleben des Kleinkindes und andere Beiträge zur Psychoanalyse. Stuttgart

Klüwer, Rolf (1983): Agieren und Mitagieren. In: Psyche. Zeitschrift für Psychoanalyse und ihre Anwendungen. 37. Jg., Bd. 7, Stuttgart, S. 828-840

Körner, Jürgen (1989): Arbeit *an* der Übertragung? Arbeit *in* der Übertragung. In: Forum der Psychoanalyse. Berlin/Heidelberg, Bd.5, S. 209-223

Lachauer, Rudolf (1990): Die Bedeutung des Handlungsdialoges für den therapeutichen Prozeß. In: Psyche. Zeitschrift für Psychoanalyse und ihre Anwendungen. 44.Jg., Bd.7, Stuttgart, S. 1082-1099

Lorenzer, Alfred (1970): Sprachzerstörung und Rekonstruktion. Vorarbeiten zu einer Metatheorie der Psychoanalyse. Frankfurt

Lorenzer, Alfred (1981): Das Konzil der Buchhalter. Die Zerstörung der Sinnlichkeit. Eine Religionskritik. Frankfurt

Lorenzer, Alfred (1983): Interaktion, Sprache und szenisches Verstehen. In: Psyche. Zeitschrift für Psychoanalyse und ihre Anwendungen. 27.Jg., H.2, Stuttgart, S. 97-115

Mahns, Beate (1985): Musik bei geistig Behinderten zwischen Beschäftigung und Therapie. In: Musiktherapeutische Umschau. Bd.6, H.3, S. 147-161

Mahns, Wolfgang (1990): Die musiktherapeutische Behandlung eines achtjährigen mutistischen Kindes. In: Frohne-Hagemann, Isabelle (Hrsg.): Musik und Gestalt. Klinische Musiktherapie als integrative Psychotherapie. Paderborn. S.335-362

Mentzos, Stavros (1992): Neurotische Konfliktverarbeitung. Einführung in die psychoanalytische Neurosenlehre unter Berücksichtigung neuer Perspektiven. Frankfurt/M..

Metzner, Susanne (1993): Gegenübertragung in der analytischen Musiktherapie. In: Einblicke. H.5, Berlin, S. 18-29

Moreau Dorothee v. (1992): Das Klavier als Symbol ... in der musiktherapeutischen Arbeit mit Kindern und Jugendlichen. In: Musitherapeutische Umschau. Bd.13, H.2, Stuttgart, S. 88-93

Müller-Küppers (1991): Über den psychotherapeutischen Umgang mit hirngeschädigten Kindern. In: Biermann, Gert (Hrsg.): Handbuch der Kinderpsychotherapie. Frankfurt, S. 478-488

Niedecken, Dietmut (1989): Namanlos. Geistig Behinderte verstehen. Ein Buch für Psychologen und Eltern. München

Niedecken, Dietmut (1994): Rekonstruktion von Raum und Zeit. Musiktherapie mit einer Gruppe schwer geistig behinderter Erwachsener. In: Musiktherapeutische Umschau. Bd. 15, H.3, S. 174-186

Nitzschke, Bernd (1985): Frühe Formen des Dialogs. Musikalisches Erleben - Psychoanalytische Reflexion. In: Musiktherapeutische Umschau. Sonderheft Mai 1985, Bd.6, Stuttgart, S. 3-23

Nordoff, Paul/Robbins, Clive (1986): Schöpferische Musiktherapie. Stuttgart

Priestley, Mary (1982): Musiktherapeutische Erfahrungen. Stuttgart

Priestley, Mary (1983): Analytische Musiktherapie. Vorlesungen am Gemeinschaftskrankenhaus Herdecke. Stuttgart

Priestley, Mary (1993): Übertragung und Gegenübertragung in der Musiktherapie. In: Einblicke. H.5, Berlin, S. 54-71

Racker, Heinrich (1993): Übertragung und Gegenübertragung. Studien zur psychoanalytischen Technik. München

Salber, Wilhelm (1965): Morphologie des seelischen Geschehens. Ratingen

Salber, Wilhelm (1969): Wirkungseinheiten. Wuppertal

Salber, Wilhelm (1977): Kunst- Psychologie- Behandlung. Bonn

Salber, Wilhelm (1980): Konstruktion psychologischer Behandlung. Bonn

Sandler, Joseph/ Dare, Chistopher/Holder, Alex: Die Grundbegriffe der psychoanalytischen Therapie. Stuttgart

Sondermann, Doris (1991): Agieren- sehr unerwünscht Herr Freud? Vom "Agieren anstatt zu erinnern..." zum therapeutischen Handlungsdialog. In: Einblicke. H.3, Berlin, S.5-9

Spitz, René' A. (1992): Vom Säugling zum Kleinkind. Naturgeschichte der Mutter-Kind-Beziehungen im ersten Lebensjahr. Stuttgart

Spliethoff, Gabriele (1994): Untersuchung seelischer Gestaltbildungen auf dem Hintergrund musiktherapeutischer Erfahrungen mit geistig Behinderten. Unveröffentl. Diplomarbeit im Rahmen des Zusatzstudiums Musiktherapie an der WWU, Münster

Strobel, Wolfgang (1990): Von der Musiktherapie zur Musikpsychotherapie. In: Musiktherapeutische Umschau. Bd. 11, H.4, Stuttgart, S. 313-338

Stern, Daniel, N. (1993): Die Lebenserfahrungen des Säuglings. Stuttgart.

Tüpker, Rosemarie (1983): Morphologie der Musiktherapie. In: Decker-Voigt, H.-H. (Hrsg.): Handbuch der Musiktherapie. Lilienthal/Bremen, S. 232-245

Tüpker Rosemarie (1988): Ich singe, was ich nicht sagen kann. Zu einer morphologischen Grundlegung der Musiktherapie. Regensburg; *Neuauflage Band 3 dieser Reihe 1996*

Tüpker, Rosemarie (1990a): Beschreibung und Rekonstruktion. Unveröffentl. Manuskript, Münster

Tüpker, Rosemarie (1990b): Wissenschaftlichkeit in kunsttherapeutischer Forschung. In: Musiktherapeutische Umschau. Bd.11, H.1, Stuttgart, S.7-21

Tüpker, Rosemarie (1993): Der Behandlungsauftrag der Musiktherapie. In: Zwischenschritte. Beiträge zu einer morphologischen Psychologie. Wirklichkeit als Ereignis. Jg. 12, H.2, Köln, S. 297-307

Tüpker, Rosemarie (1995): 4 Aspekte musiktherapeutischer Behandlung. Unveröffentl. Manuskript. Erscheint in: Decker-Voigt, H.H. (Hrsg.): Lexikon der Musiktherapie

Weymann, Eckard (1983): Beschreibung der Musiktherapie unter Aspekten morphologischer Psychologie. In: Decker-Voigt, H.-H. (Hrsg.): Handbuch der Musiktherapie. Lilienthal/Bremen, S.251-253

Weymann, Eckard (1986): Technik oder Eingebung? Über die Beweggründe des musikalischen Handelns des Musiktherapeuten. In: Materialien zur Morphologie der Musiktherapie. H.1, S.27-40

Winnicott, Donald W. (1991): Von der Kinderheilkunde zur Psychoanalyse. Frankfurt

Winnicott, Donald, W.. (1993a): Vom Spiel zur Kreativität. Stuttgart

Winnicott, Donald, W. (1993b): Reifungsprozesse und fördernde Umwelt. Frankfurt

Zulliger, Hans (1991): Heilende Kräfte im kindlichen Spiel. Frankfurt